SCHNELL WIEDER GESUND

natürlich HOMÖOPATHISCH behandeln

Uwe Friedrich

SCHNELL WIEDER GESUND

natürlich HOMÖOPATHISCH behandeln

Klar Verlag • Baltrum

Bibliografische Information der Deutschen Bibliothek
Die Deutsche Bibliothek verzeichnet diese Publikation in der Deutschen Nationalbibliografie; detaillierte bibliografische Daten sind im Internet über http://dnb.ddb.de abrufbar.

Der Inhalt dieses Buches wurde sorgfältig recherchiert. Ratschläge und Empfehlungen wurden nach bestem Wissen und Gewissen erarbeitet. Dennoch kann eine Garantie nicht übernommen werden. Eine Haftung des Autors, des Verlags oder seiner Beauftragten für Schäden ist ausgeschlossen.

www.klar-verlag.de
ISBN 978-3-938461-15-0

Gestaltung, Satz: Klar Verlag
Fotos: Klar Verlag
Druck: Steinmeier, Deiningen

1. Auflage

Umwelthinweis:
Gedruckt in Deutschland, mit Öko-Farbserie und zu 100 % erneuerbaren Energien, auf MunkenPrint white

Vorwort

Natürlich gehören Krankheiten zu unserem Leben. Aber wer ist schon gerne krank? Da gilt es schnell wieder gesund zu werden! Dass das in vielen Fällen auf ganz sanfte, schnelle und sichere Weise möglich ist, weiß ich aus jahrzehntelanger homöopathischer Behandlungserfahrung. Für Viele mag es überraschend sein, dass man auch durch eine homöopathische Selbstbehandlung ganz häufig selber dazu beitragen kann, schnell wieder gesund zu werden. Das gilt für die Anfangsstadien der meisten Infektionskrankheiten, für fast alle Erkrankungen der Kinder, für akute Schmerzen, sogar für akute Ängste. Auch Beschwerden nach Verletzungen, während der Schwangerschaft oder durch eingreifende Therapien wie z.B. einer Chemotherapie können wir selber behandeln, wenn wir uns der wunderbar wirksamen und nebenwirkungsfreien homöopathischen Mittel bedienen.

In diesem Buch finden Sie viele Krankheiten und Beschwerden, die ich aufgrund meiner langen Praxiserfahrung für geeignet halte, auch ohne homöopathische Vorkenntnisse behandelt zu werden. Es sind meistens akute Krankheiten, die ich zur Selbstbehandlung empfehle. Aber auch bei länger bestehen Problemen wie z.B. Entwicklungsstörungen bei Kindern oder Demenz im Alter weise ich auf homöopathische Mittel hin, die helfen können.

Die homöopathische Selbstbehandlung kann als Soforthilfe verstanden werden und als Begleitung aller anderen Therapien. Sie ist ein Königsweg zu schneller und nachhaltiger Gesundheit.

Baltrum, im März 2024 Uwe Friedrich

für Eva

1. Teil Grundsätzliches

2. Teil A-Z

3. Teil Medikamente und Nosoden

4. Teil Meine Apotheke

5. Teil Verzeichnisse

1. TEIL
GRUNDSÄTZLICHES

Einleitung

Ich bin schon oft gefragt worden, wie es gekommen ist, dass ich als Chirurg zur Homöopathie gefunden habe.

Tatsächlich kam die Homöopathie während meiner Zeit als Chirurg für mich nicht infrage. Wie meine Kollegen war auch ich der Ansicht, dass die homöopathischen Mittel nicht wirken konnten, weil keine Substanz in ihnen nachweisbar war. Auch waren uns die Namen der Medikamente, die Bezeichnungen der Dosierungen und überhaupt das ganze „Drumrum" in der Homöopathie äußerst suspekt. Uns erfüllte die chirurgische Tätigkeit mit ihrer Gradlinigkeit und ihren sichtbaren Ergebnissen so sehr, dass wir der Homöopathie einfach keine Beachtung schenkten.

In den ersten 20 Jahren meiner ärztlichen Tätigkeit blieb mir jedoch nicht verborgen, dass es einige und gar nicht so wenige Krankheiten gab, die wir mit unserer konventionellen Medizin (auch als „Schulmedizin" bezeichnet) nicht heilen konnten. Das führte schließlich dazu, dass ich begann, mich nach ergänzenden Therapien umzusehen, um die therapeutische Lücke der konventionellen Medizin wenigstens teilweise zu schließen.

Das Angebot war groß. Allerdings war die Homöopathie für mich schon bald in die nähere Wahl gekommen. Sie funktionierte anscheinend nach sehr klaren und prinzipiell einfachen Regeln und konnte angeblich voraussagbare Ergebnisse erzielen. Das erinnerte mich doch sehr an die Chirurgie.

Den Ausschlag für meine Entscheidung, die Homöopathie zu erlernen, gab aber die Krankheit eines meiner Patienten, eines achtjährigen Jungen. Dieser litt seit zwei Jahren an Fieberschüben, die alle ein bis zwei Wochen mit über 40 Grad Temperatur auftraten. Sie dauerten vier bis fünf Tage. Das Kind war danach noch einige Tage schwach. Sein geliebtes Fußballspielen hatte er aufgeben müssen, in der Schule kam er nur noch gerade so mit. Durch die Fieberzäpfchen, die ich verschrieb, sank zwar das Fieber, die Krankheit jedoch blieb. Mehrere gründliche Untersuchungen an der Universitätsklinik hatten keinen Befund ergeben, vor allem keine Ursache des wiederkehrenden Fiebers.

In dieser Situation schickte ich den Jungen zu einem homöopathischen Kollegen, den ich im Rahmen meiner Suche nach ergänzenden Therapien kennengelernt hatte. Dieser verordnete ihm, einmalig drei Kügelchen ***Belladonna*** C 30 im Mund zergehen zu lassen, immer zu Beginn des Fiebers und wenn das Fieber nicht weggehen sollte.

Das Ergebnis war erstaunlich: Das Fieber war selten höher als 39 Grad, dauerte nur noch einen Tag und der Junge konnte am nächsten Tag wieder zur Schule gehen und auch wieder Fußball spielen. Der Abstand der Fieberschübe verlängerte sich auf vier Wochen, später auf sechs bis sieben Wochen. Fieberzäpfchen waren nicht mehr nötig.

Diese Erfahrung brachte mich dazu, die Homöopathie zu erlernen.

Einführung

Meinen Patientinnen und Patienten verdanke ich die Erfahrung, dass man in bestimmten Grenzen auch als Laie sehr erfolgreich homöopathisch behandeln kann. Wie das gelingen kann, möchte ich vor dem Hintergrund meiner über

30-jährigen homöopathischen Behandlungserfahrung in diesem Buch darstellen.

Welche Krankheiten eignen sich nun zur Selbstbehandlung? Es sind vorwiegend die **akuten** Krankheiten, die gerade erst begonnen haben, die sich zur Selbstbehandlung eignen.

Davon unterscheiden müssen wir die **chronischen** Krankheiten, die meist schon Jahre, manchmal Jahrzehnte bestehen. Diese Krankheiten sollten nur durch erfahrene Homöopathen behandelt werden. Selten jedoch kann versucht werden, auch eine länger bestehende Krankheit nach Anleitung in diesem Buch selber zu behandeln. Dies geht aber nur in Ausnahmefällen, auf die hingewiesen wird.

Was versteht man eigentlich unter Homöopathie?
Die Homöopathie wurde vor über 200 Jahren von dem deutschen Arzt Dr. Samuel **Hahnemann** entwickelt. Obwohl die homöopathische Heilweise einige Besonderheiten hat, ist sie doch eine ganz einfache und in sich logische Heilmethode. Sie beruht eigentlich auf einer einzigen Voraussetzung:

> Homöopathische Mittel können die **Symptome** beim **Kranken heilen**, die diese Mittel selber beim **Gesunden erzeugen** können.

Dahinter steht Folgendes: Wenn durchschnittlich gesunde Personen eine Substanz einnehmen, so entstehen bei diesen Personen (Prüfer genannt) verschiedene Symptome (Beschwerden). Wenn also Prüfer z.B. von ***Belladonna*** C 30 täglich drei Kügelchen einnehmen, so werden sie nach einigen Tagen **Symptome** bekommen, z.B. Rötungen, Temperaturerhöhungen, weite Pupillen. Aber nicht jeder Prüfer bekommt unbedingt die gleichen Symptome, sondern vielleicht der eine nur die weiten Pupillen, der andere die Rötung oder eine Kombination verschiedener Symptome. Meist entstehen um so mehr Symptome, je länger die Prüfer die Substanz einnehmen. Diese Prüfer machen damit eine sogenannte „**Arzneimittelprüfung**" durch.

Wenn man jetzt **alle Symptome** sammelt, die bei den verschiedenen Prüfern bei der Arzneimittelprüfung aufgetreten sind, so weiß man, welche Symptome durch dieses „geprüfte" Arzneimittel **theoretisch geheilt** werden können. Wenn diese Heilung auch **praktisch** beim Kranken **bestätigt** werden kann, dann nennt man diese bestätigten Prüfungssymptome die „**Symptome des Mittels**".

Alle Symptome eines Mittels sind in der sogenannten **Materia Medica** aufgeführt.

Die homöopathische Behandlung von Kranken verläuft nun so, dass man **für die Symptome des Kranken** (die man sich sehr genau anschauen und anhören sollte) **ein homöopathisches Mittel** sucht, das diese Krankensymptome bei einer Arzneimittelprüfung erzeugt hat.

Wenn man jetzt dieses homöopathische Mittel entsprechend gibt (siehe Kapitel „Die Mittelgabe"), kann man die Symptome und damit die Krankheit heilen.

Nehmen wir als Beispiel das hohe Fieber des Jungen, der mit *Belladonna* behandelt worden ist:

Das kranke Kind hatte bei seinen Fieberschüben immer 1. Fieber, 2. ein rotes Gesicht und 3. weite Pupillen. Für diese drei Symptome suchen wir ein Mittel, das diese Symptome in einer Arzneimittelprüfung schon einmal bei gesunden

Prüfern erzeugt und auch schon bei Kranken geheilt hat. Wir wissen bereits, dass ***Belladonna*** diese drei Symptome in der Arzneimittelprüfung erzeugt hat, also wird ***Belladonna*** sie auch heilen. Dazu müssen wir ***Belladonna*** dem Patienten angemessen verabreichen (s. Kapitel „Die Mittelgabe").

Die Mittelfindung

Die homöopathische Mittelfindung nimmt Rücksicht auf die Tatsache, dass der Mensch keine Maschine, sondern ein wundersamer, hochkomplexer Organismus ist. Entsprechend differenziert müssen die Heilmittel bestimmt werden. Im Rahmen der Selbstbehandlung gibt es dafür einen einfachen und einen etwas schwierigeren Weg.

Beginnen wir mit dem einfachen:
Die heilenden und lindernden homöopathischen Mittel sind meist dann ganz einfach zu bestimmen, wenn eine **klare Ursache für die Störung** benannt werden kann.

Wenn also bei einem Menschen z.B. seit gestern, nachdem er sich seinen Kopf an einem Balken gestoßen hatte, eine dicke Beule besteht und gleichzeitig der Kopf schmerzt, so ist die eindeutige Ursache der Beschwerden eine Kopfprellung. Mit ***Arnica*** (Bergwohlverleih) wird er sofort und anhaltend eine deutliche Linderung und schnelle Heilung erfahren, weil ***Arnica*** praktisch immer bei Folgebeschwerden nach Prellungen hilft.

Wenn wir zum Beispiel eine Armschwellung mit erheblichen Schmerzen haben, nachdem uns eine Biene gestochen hat, ist die Ursache ebenfalls klar: der Bienenstich. Also wird das Mittel ***Apis*** (Honigbiene) uns schnell und nachhaltig helfen, weil es praktisch immer bei Beschwerden nach Bienen- bzw. Wespenstich hilft.

Und wenn es das nicht tut?
Das ist zwar unwahrscheinlich, aber nicht unmöglich. In diesem Fall können wir im Teil „A - Z“ unter dem Stichwort „Insektenstiche“ nachschauen, ob es vielleicht noch Alternativen für das Mittel ***Apis*** gibt. Davon später mehr (s. Kapitel „Anwendung des Buches“).

Ein anderes Beispiel: Wenn wir seit einer Impfung einen Husten haben, der nicht weggeht, dann ist möglicherweise die Impfung die Ursache für unseren Husten. Also geben wir die Impfung als homöopathisches Mittel (genannt „Impfnosode“) und der Husten wird aufhören. Sollte er das nicht tun, dann war die Impfung nicht die Ursache. Das macht aber insofern nichts, als die einmalige Gabe dieser Impfnosode ja keine Nebenwirkungen hat.

Und damit kommen wir zu dem etwas schwierigeren Weg der Mittelfindung:
Wir müssen jetzt ein Mittel finden, das **ähnliche Symptome** wie unser Husten hat. Dabei hilft uns wieder Teil „A - Z“. Hier finden wir unter dem Stichwort „Husten“ verschiedene Mittel, von denen wir dasjenige Mittel zur Behandlung wählen, dessen Symptome unserem Husten am meisten ähneln.

Nun brauchen Sie nur noch das gefundene Mittel in der weiter unten vorgeschlagenen Weise zu geben und die Besserung zu beobachten.

Die Potenzierung

Bevor wir uns mit der Dosierung und der Art der Verabreichung beschäftigen, möchte ich erst einmal die eigentümlichen Bezeichnungen (z.B. C30, C200, XM) entschlüsseln.

Dazu schauen wir uns die Herstellung homöopathischer Mittel an (im Kapitel „Nosoden“ gibt es sogar eine Herstellungsanleitung).

Die homöopathischen Mittel werden in Einzelschritten meist im Verhältnis 1:10 (D-Potenz) oder 1:100 (C-Potenz) in einem Fläschchen verdünnt. Dementsprechend werden bei C-Potenzen zu **einem** Tropfen des Mittels **99** Tropfen Alkohol hinzugefügt. Dann kommt eine Verschüttelung. Diese geschieht durch 10 kräftige Stöße des Fläschchens auf eine Unterlage. Das Ergebnis ist eine C1 Potenz.

Den Vorgang **Verdünnung** und **Verschüttelung** bezeichnet man als Potenzierung. **Ein** Teil der C1 Potenz kann nun wieder mit **99** Teilen Alkohol potenziert werden, um eine C2 zu erhalten. Je nachdem, wie oft man diesen Potenzierungsvorgang durchführt, erhält man um so höhere Potenzen. Wir benutzen hauptsächlich die C200 (200 mal potenziert), aber es gibt auch noch wesentlich höhere Potenzierungen, wie z.B. eine C10000, genannt XM.

Die weltweit millionenfache Anwendung der homöopathischen Mittel zeigt tagtäglich im Prinzip Folgendes:

Je häufiger eine Substanz **potenziert** wurde,
also verdünnt und verschüttelt wurde,
desto weniger Nebenwirkungspotential hat sie
und **desto kräftiger und nachhaltiger** wirkt sie.

Also sollte man mit möglichst hoch potenzierten Substanzen behandeln, um die besten Wirkungen zu erzielen. Natürlich wirken auch homöopathische Mittel in niedrigerer Potenzierung, wenn sie nach den Regeln der Homöopathie eingesetzt werden. Aber wie gesagt, die höheren Potenzierungen verbessern die Wirkung und vermeiden Nebenwirkungen.

Das ist auch der Grund, warum ich in diesem Buch fast durchgehend die C200 empfehle. Wenn Sie jedoch bereits das ausgesuchte Mittel z.B. in der C30 zur Verfügung haben, dann sollten Sie dieses auch nehmen, denn auch die C30 wird sehr gut wirken. Nur wenn Sie sich Mittel neu besorgen müssen/wollen, können Sie gleich die C200 nehmen. Bei vernünftiger Lagerung wird die Wirksamkeit der Globuli übrigens praktisch nie nachlassen.

Wenn Sie Mittel in D-Potenzen zu Hause haben, können Sie diese im Rahmen der Selbstbehandlung auch einnehmen. Ich empfehle jedoch höhere C-Potenzen, denn sie sind stärker und gleichzeitig sanfter in der Wirkung.

Wenn Sie Mittel unterhalb der D12 oder C12 haben, sollten Sie diese allerdings nur benutzen, wenn Sie nichts anderes haben, denn die garantierte Nebenwirkungsfreiheit gilt nicht für niedrig verdünnte und verschüttelte Mittel.

Die Mittelgabe

Bei den in diesem Buch erwähnten Krankheiten gilt für die Selbstbehandlung beim Beginn der Behandlung grundsätzlich die sogenannte **Einnahme-Standard-Gabe**:

Einnahme-Standard-Gabe
einmalige Gabe der C 200 drei Globuli ● ● ● im Mund zergehen lassen und zuwarten

Übrigens spielt die Zahl der Globuli keine bedeutende Rolle, es können auch fünf oder mehr sein.

Falls eine andere als die erwähnte Standard-Dosierung empfehlenswert ist, weise ich bei den entsprechenden Krankheiten darauf hin.

Wenn wir nun das erste Mittel gegeben haben, ist es ganz wichtig, genau hinzuschauen und aufmerksam darauf zu achten, wie und was sich entwickelt, denn es gibt jetzt mehrere Möglichkeiten, wie wir in unserer Behandlung fortfahren. Diese Möglichkeiten werden im Folgenden erläutert.

Entweder die Mittel **wirken**, dann sollte man sie nicht weiter geben, sondern die Heilung **beobachten.**

Wirken sie nicht oder nicht mehr (**Stagnation**), dann muss man sie **einmal wiederholen.**

Wenn die **Wiederholung wirkt, beobachtet** man natürlich erstmal wieder weiter.

Wenn allerdings auch nach **Wiederholung** des Mittels **keine weitere Wirkung** auftritt, müssen wir ein **besser passendes finden**.

Wenn es zu einer **Verschlechterung** kommt, kann es eine **Erstverschlechterung** sein; dann heißt es abwarten. Ansonsten braucht es gleich ein **neues Mittel**.

Bei einer Erstverschlechterung können sich die Symptome kurzfristig leicht verschlechtern. Es muss dem Patienten dabei aber insgesamt seelisch oder kräftemäßig besser gehen.

In einigen Fällen wird das erste Mittel vielleicht nicht gut helfen, aber beim Patienten werden plötzlich andere Symptome deutlicher, die Sie bisher nicht so gesehen hatten. Jetzt sollten Sie anhand der neu deutlich gewordenen Symptome die Mittelwahl überprüfen und, falls Sie jetzt ein besser passendes Mittel finden, dieses geben.

Um Überdosierungen zu vermeiden, sollten Sie die Gabe- und Dosierungsempfehlungen in diesem Buch einhalten.

Das nachfolgende Schema zeigt Ihnen nochmals das grundsätzliche Vorgehen nach der Mittelgabe.

Schema Mittelgabe

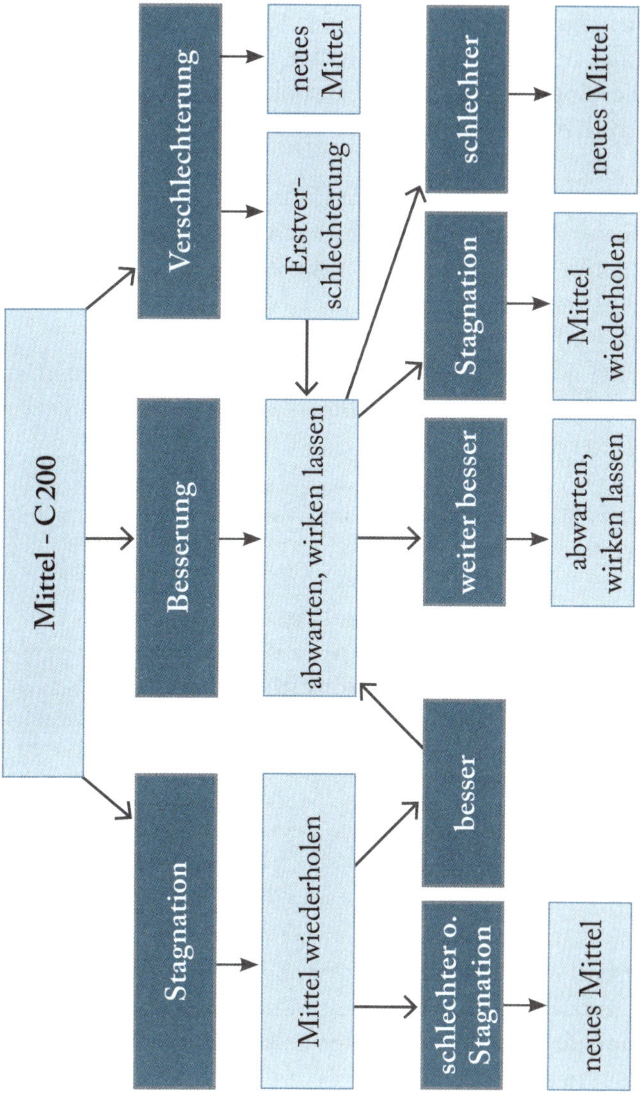

Bei **heftigeren, schnell verlaufenden Krankheiten** (z.B. hohes Fieber, Mandelentzündung oder Ohrenschmerzen) ist manchmal die Wirkung der Einmal-Standard-Gabe zu träge. In diesen Fällen kann man das Mittel häufiger geben, allerdings sollten die Wiederholungen nicht als Globuli, sondern als **spezielle Wasserlösung** verabreicht werden.

Dazu löst man drei weitere Globuli in einem halben Glas Wasser auf und kann nun nach vorherigem Umrühren (ca. 10 x kräftig umrühren = „**verkleppern**") das Mittel teelöffelweise weitergeben, je nach Heftigkeit der Erkrankung alle fünf Minuten oder mit längeren Intervallen.

Bei den einzelnen Krankheiten habe ich bei Bedarf auf diese Einnahmeart hingewiesen und es genannt: „aus dem Wasserglas".

Hier ist die Herstellung der Wasserlösung nochmals im Schema erläutert:

„aus dem Wasserglas"

drei Globuli in einem halbvollen Wasserglas auflösen

mehrmals kräftig umrühren (**verkleppern**)

1 TL davon einnehmen

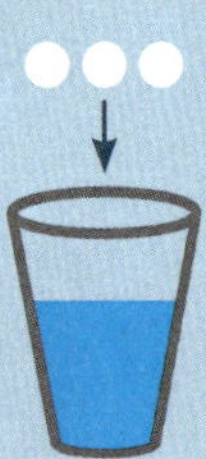

Diese Wasserglaslösung kann bei kühler Aufbewahrung mindestens eine Woche lang benutzt werden. Eine längere Einnahmezeit sollte bei der Selbstbehandlung nicht vorkommen.

Homöopathische Mittel können allen Menschen jeden Alters in der genannten Art gegeben werden, auch Schwangeren und Säuglingen. Übrigens auch Tieren, egal welcher Größe. Man braucht also einem Pferd nicht ein halbes Pfund Globuli zu geben, nur weil es so groß ist. Das zeigt, dass nicht die Substanz, sondern die Information wirkt.

Bei der Einnahme der Mittel ist nicht viel zu beachten. Zwar empfehle auch ich, dass der Mund möglichst leer sein sollte und dass man nicht gleichzeitig Kaffee oder ätherische Öle (z.B. Hustenbonbons) zu sich nehmen sollte, aber wir haben auch schon erlebt, dass trotz irrtümlicher Auflösung des Mittels im Morgenkaffee das Mittel sehr gut gewirkt hat. Um jedoch sicher zu gehen, sollte man mindestens 10 Minuten Abstand zum Zähneputzen (ätherische Öle) einhalten und keine ätherischen Öle (z.B. japanisches Heilpflanzenöl, Rheumasalben) auf Haut oder Schleimhäuten haben und diese auch nicht neben dem Bett stehen haben. Zudem sollte man beim Verkleppern am besten mit einem Plastiklöffel und nicht einem Metalllöffel arbeiten. Aber das sind nur Vorsichtsmaßnahmen, um die volle Wirkkraft unserer homöopathischen Mittel nicht zu stören.

Anwendung des Buches

Dieses Buch ist in **verschiedene Teile** gegliedert.

Gerade lesen Sie in „**1. Teil Grundsätzliches**". Hier finden Sie alles Grundsätzliche zur homöopathischen Selbstbehandlung, sowie allgemeine Informationen und Hinweise.

Der zweite Teil – „**2. Teil A - Z**" – ist das Herzstück des Buches. Es beinhaltet die hier erwähnten Krankheiten und Beschwerden in alphabetischer Reihenfolge.

Im dritten Teil – „**3. Teil Medikamente und Nosoden**" – finden Sie ausführlichere Beschreibungen von häufig genannten homöopathischen Mitteln (Materia Medica). Außerdem werden die Nosoden und die Herstellung potenzierter Substanzen besprochen.

Es folgt der vierte Teil – „**4. Teil Meine Apotheke**" – mit Vorschlägen, welche Mittel in Ihrer Hausapotheke vorrätig sein sollten.

Den Schluss bildet der fünfte Teil – „**5. Teil Verzeichnisse**".
Hier finden Sie verschiedene Verzeichnisse:
Einmal die Auflistung der Krankheiten aus dem zweiten Teil „A - Z" mit Seitenzahlen, dann die Auflistung der häufigsten Mittel mit Seitenzahlen und ein kleines Stichwortverzeichnis, in dem Sie einige wichtige Begriffe finden, die vor allem im ersten Teil näher besprochen werden.

Bei der **Anwendung** dieses Buches können Sie folgendermaßen vorgehen:

Zunächst suchen Sie die Krankheit oder Störung, die Sie behandeln möchten, entweder am Ende des Buches im fünften Teil „**Verzeichnisse**" oder gleich im zweiten Teil „**A-Z**". Falls Sie „Ihre" Krankheit in diesem Buch gar nicht finden, könnte es sich um eine Krankheit handeln, die sich nicht für eine Selbstbehandlung eignet.

Wenn Sie, was wahrscheinlicher ist, die gesuchte Krankheit finden, sollten Sie erst einmal die Beschreibung durchlesen. Handelt es sich dabei um die Krankheit, die Sie behandeln möchten? Wenn ja, sollten Sie jetzt, falls Sie es nicht schon gemacht haben, die **Beschwerden und Symptome des Patienten aufschreiben**. Diese kleine Liste vergleichen Sie mit den Symptomen, die bei den vorgeschlagenen Heilmitteln stehen, und wählen das Mittel, dessen Symptome am ähnlichsten zu den Beschwerden des Patienten sind.

Nehmen Sie z.B. einen Patienten mit Rückenschmerzen. Auf Ihrer Liste steht vielleicht: „Stechende Rückenschmerzen nach einer Fahrradtour. Nassgeschwitzt in Zugluft gestanden. Alle Bewegungen tun weh. Drücken auf die schmerzende Stelle lindert." Im Teil „A-Z" finden Sie unter dem Stichwort Rückenschmerzen vier Mittel. Wenn Sie diese durchlesen, ist schnell klar, dass nur ***Bryonia*** als Heilmittel infrage kommt.

Denken Sie daran: Die Symptome beim Patienten und die Symptome beim Mittel müssen nicht absolut gleich sein, nur möglichst ähnlich. Auch müssen nicht alle beim Mittel aufgeführten Symptome beim Patienten vorhanden sein, z.B. hat in unserem Rückenschmerzfall der Patient nicht den auffallenden Durst von ***Bryonia***. Wichtig ist nur, dass die auffallenden Symptome des Patienten beim Mittel weitgehend zu finden sind.

Wenn die Wahl nicht ganz eindeutig ist, können Sie zuerst im dritten Teil „**Medikamente und Nosoden**“ in der kleinen Materia Medica nachschauen, ob die ins Auge gefassten Mittel dort beschrieben sind. Falls ja, sollten Sie diese Mittel dann noch durchlesen, weil Ihnen danach die Zuordnung meist noch besser gelingen wird.

Geben Sie nun das am besten passende Mittel gemäß der **Einmal-Standard-Gabe,** also als **einmalige Gabe C 200**, beobachten Sie dann und wiederholen Sie das Mittel bei Bedarf (s. Schema Mittelgabe). Diese Wiederholung kann bei heftigen akuten Krankheiten nach der Methode „aus dem Wasserglas“ erfolgen.

Wenn im Teil „**A - Z**“ unter dem Stichwort der zu behandelnden Krankheit bereits eine Einnahme-Anleitung beschrieben ist, so folgen Sie dieser.

Sehr praktisch wäre es natürlich, wenn Sie das benötigte Mittel schon in Ihrer Hausapotheke hätten (s. Teil „**Meine Apotheke**“).

Wenn es nach längerer Zeit der Besserung zu einer erneuten Verschlechterung kommen sollte, überlegen Sie bitte, ob dieser „Fall“ noch zur Selbstbehandlung geeignet ist. Wenn ja, überprüfen Sie erneut, welches der im Buch vorgeschlagenen Mittel am ehesten infrage kommt.

Im Übrigen empfehle ich Ihnen, dieses Buch immer mal wieder in die Hand zu nehmen und darin zu schmökern. Auf diese Weise bekommen Sie einen ersten Überblick über das weite Feld der Selbstbehandlungsmöglichkeiten.

Manchmal drängt auch die Zeit. So kann z.B. bei einem Herzinfarkt die Zeit genutzt werden, solange man auf den Notarzt wartet. Auch ist es dann gut, bereits vor der Behandlung eines akuten Falles schon die Grundzüge der Vorgehensweise kennengelernt zu haben.

Richtig eingesetzt sind homöopathische Mittel, auch in dringenden Fällen, eine wertvolle Hilfe.

2. TEIL

A - Z

Abszess

Abszesse bedürfen häufig einer chirurgischen Behandlung, seltener einer antibiotischen. Weniger bekannt ist die Tatsache, dass Abszesse – egal wo sie sind – mit homöopathischer Behandlung auch abheilen können.

- Belladonna

Das Mittel kann schon bei einer Entzündung (rot, heiß, schmerzhaft, klopfend) vor einer Eiter- und Abszessbildungbildung bewahren.

- Hepar sulphuris

Verdacht auf Eiterbildung. Extreme Berührungsempfindlichkeit. Wärme lindert die Beschwerden.

- Silicea

Der Abszess besteht schon länger, das heftige Akutstadium ist vorbei. Evtl. schon teilweise Eiterabsonderungen. Auch gut zur Nachbehandlung nach Abszess-Entleerung (s. Fisteln).

- Myristica sebifera

„Das homöoopathische Messer“. Wenn kein passendes und wirkendes Mittel gefunden wird, kann ***Myristica sebifera*** in wiederholter Gabe den Abszess auch ohne Operation öffnen.

Ängste

Ängste gehören zum Menschsein und haben oft eine Schutzfunktion. Es gibt aber hin und wieder Situationen, in denen Ängste lähmen oder krank machen können. Die Behandlungen solcher Ängste sind unter den Stichworten

„Höhenkrankheit", „Lampenfieber", „Operationen" und „Zahnarztängste" beschrieben. Alle Ängste sind homöopathisch behandelbar, z.B. die Angst vor Krankheit, Tod, vor bestimmten Tieren oder vor dem Fliegen.

Die besten Erfolge sind bei der Behandlung von Ängsten zu erzielen, wenn das Mittel gegen die Angst auch eine Ähnlichkeit zu anderen Symptomen des Patienten hat. Diese Mittel zu finden, bedarf jedoch einiger homöopathischer Kenntnisse.

Trotzdem können wir, besonders bei Kindern, versuchen, aufgrund von deutlichen Akutsymptomen einen Behandlungsversuch zu machen. Immer wieder haben wir damit Erfolg. Wenn nicht, braucht es eben fachkundigen Rat und Hilfe.

Hier einige häufige Mittel und ihre Hauptsymptome:

- **Aconitum**

Panikartige Angst, auch wie gelähmt, dabei voll innerer Unruhe als Folge von Schreck, Schock. Herzangst. Todesangst.

- **Arsenicum album**

Allgemeine Angst mit großer Unruhe und Frostigkeit.

- **Ignatia**

Die Angst drückt sich in Weinkrämpfen aus; Stimmungswechsel verbunden mit Seufzen. Hysterisch erscheinende Angst. Flugangst.

- **Phosphorus**

Angst vor drohender Krankheit (auch eingebildete Angst). Überhaupt Angst vor eingebildeten Dingen, wie z.B. die

Angst eines Kindes alleine auf die Toilette zu gehen, weil hinter der Toilette ein Löwe sitze). Flugangst, wenn die Vorstellung z.B. eines Absturzes fast für wahr empfunden wird. Übertriebene Angst vor Gewitter.

- Pulsatilla

Trost wird gerne angenommen und lindert die Angst. Angst vor Hunden.

Ein besonderer akuter Angstzustand tritt oft ein, wenn Patienten mit der Notwendigkeit eines Eingriffes konfrontiert werden. Ein „Eingriff" kann eine Operation sein, aber auch das Eröffnen einer problematischen Diagnose, besonders wenn diese Übermittlung wenig mitfühlend und in Eile stattgefunden hat.

Für die in solchen Situationen entstandenen sehr akuten Ängste lassen sich die folgenden Mittel differenzieren:

Bei Kindern

- Aconitum

Wenn der Schreck im Vordergrund der Angst steht.

- Phosphorus

Wenn die Vorstellung des Kindes von der Furchtbarkeit einer Operation im Vordergrund steht. Trost bessert auffällig.

- Pulsatilla

Wenn das Kind mit kläglichem Weinen reagiert und dringend Trost verlangt, der dann auch die erste Angst besänftigt.

• Ignatia

Wenn das Kind eher gekränkt oder beleidigt ist, weil man ihm so etwas Schlimmes zumuten will. Trost bessert nicht gut.

Bei Erwachsenen

• Aconitum

Wenn der Schreck im Vordergrund der Angst steht.

• Gelsemium

Angst mit Zittern und Schwäche, eher als Folge eines Schrecks über die schlechte Nachricht, als über den Inhalt der schlechten Nachricht selber.

• Argentum nitricum

Die Angst ist eher eine Erwartungsspannung vor dem zukünftigen Ereignis und verstärkt sich, je näher es rückt; häufig mit Durchfall davor.

Afterfistel

Afterfisteln und Afterfissuren machen sich durch Schmerzen, Juckreiz und Afternässen bemerkbar. Bevor man eine Operation in Erwägung zieht, sollte man unbedingt eine homöopathische Heilbehandlung versuchen.

• Rhus toxicodendron

Afterfisteln und/oder Fissuren – überhaupt entzündliche Prozesse im Afterbereich – werden durch ***Rhus toxicodendron*** abgemildert und nicht selten geheilt. Allerdings nur, wenn **warme** Anwendungen eine deutliche Linderung bewirken, was meistens der Fall ist.

- Kalium carbonicum

Sollten **kalte** Anwendungen deutlich bessern, was selten der Fall ist, kann ein Versuch mit ***Kalium carbonicum*** gemacht werden.

Allergische Reaktionen

Selbstverständlich sind notfall-medizinische Maßnahmen bei lebensbedrohlichen Zuständen erforderlich. Homöopathische Begleitbehandlung bei Bewusstlosigkeit finden Sie unter dem Stichwort „Ohnmacht“.

Die „üblichen“ Allergien, wie z.B. Heuschnupfen, Asthma (s. „Asthma“) und allergische Hautausschläge sind Ausdruck einer chronischen Krankheit und sollten von einem Homöopathen entsprechend behandelt werden. Homöopathie hilft erfahrungsgemäß sehr gut bei allergischen Erkrankungen.

Jederzeit im Alltag kann es zu plötzlichen allergischen Reaktionen kommen, z.B. bei Nahrungsmittelunverträglichkeiten oder auch einem Insektenstich (s. „Insektenstich“). Bei direkter homöopathischer Hilfe kommt es meist schnell zur Verringerung der allergischen Beschwerden.

- Apis

Apis ist das Haupt-Notfallmittel bei allergischen Reaktionen. Hauptsymptome sind Schwellung, Jucken und Besserung durch Kälte.
Bei Notfällen mit plötzlicher allergischer Schwellung sollte unbedingt gleich ***Apis*** versucht werden. Am besten sofort einige Globuli auf der Zunge zergehen lassen und danach drei Globuli in einem halbvollen Wasserglas auflösen und davon alle fünf Minuten einen Schluck einnehmen (siehe

Kapitel „Die Mittelgabe"). Vor jeder Einnahme die Lösung unbedingt aufrühren (**verkleppern**).
Auch wenn der Stich schon länger zurück liegt und immer noch Beschwerden bestehen, hilft ***Apis***.
Wenn kein Stich die Ursache der allergischen Schwellung mit Jucken und Besserung durch Kälte war, ist ***Apis*** ebenso ein typisches Mittel der ersten homöopathischen Hilfe.

- Allergen-Nosode

Bei vielen Allergien ist ein einzelner besonders stark allergieauslösender Stoff bekannt. Diesen Stoff, diese Substanz, kann man in Form einer Nosode herstellen und einnehmen. Einzelheiten zur Nosodenherstellung und Anwendung siehe Kapitel „Herstellung potenzierter Substanzen".

Altersbeschwerden

Gerade bei Beschwerden im Alter stellt die Homöopathie ein große Auswahl an homöopathischen Hilfen zur Verfügung. Zwar wird selbst der erfahrene Homöopath bei seit Jahrzehnten bestehenden Krankheiten meist keine durchgreifende Heilung bewirken können, aber dafür werden viele neu auftretende lästige bis schwerste Beschwerden Linderung brauchen mit Mitteln, die den alten Menschen nicht belasten und die keine Nebenwirkungen oder Störwirkungen für andere Therapien haben. Glücklich sind diejenigen von uns, die auch im Alter eine professionelle homöopathische Begleitung haben. Sie werden sich bis zu ihrer letzten Stunde einer größtmöglichen Lebensqualität erfreuen können.

Viele Menschen treffen Krankheiten des Alters jedoch unvorbereitet. Plötzlich wird die Demenz deutlich, plötzlich ist der Schlafrhythmus gestört, plötzlich gibt es zunehmende Beschwerden, die man nur von anderen kannte.

Angehörige, zumal pflegende Angehörige, können jetzt mit einigen bewährten homöopathischen Mitteln viel Gutes tun. Einzelheiten dazu finden Sie unter den entsprechenden Stichworten (z.B. „Demenz", „Schlafstörungen", „Sterben").

Zu beachten ist, dass im Alter sehr hohe Potenzen zu vermeiden sind, da manchmal die Energie des Körpers nicht mehr zum Verarbeiten des Arzneiimpulses ausreicht. C 30 oder C 200 sind auch im Alter passende Potenzen. In Einzelfällen können auch Urtinkturen (z.B. Schlafstörungen) oder niedrige Potenzen (z.B. nächtliche Wadenkrämpfe) hilfreich sein.

Es gibt mindestens zwei Mittel, die sehr hilfreich sind, wenn die allgemeinen Alterungsprozesse sich beschleunigen.

Alterungsprozesse allgemein

• Arnica

Arnica, C 30 1 x / Woche drei Globuli über längere Zeit, bringt wieder Energie und Lebensfreude.

• Selenium

Selenium verhilft allgemein alten Menschen zu mehr Vitalität. Besonders angezeigt bei Neigung zu sehr trockener, schuppiger „Altershaut" mit vielen Warzen. Geben Sie C 200 1 x / Monat drei Globuli über längere Zeit.

• Conium

Wenn neben den körperlichen auch die geistigen Kräfte dramatisch nachlassen, so hilft besonders bei Witwen und Witwern, denen ihre Partner immer noch sehr fehlen, ***Conium*** C 200 1 x / Woche drei Globuli.

Bronchitis im Alter

Jede Bronchitis, auch im Alter, sollte individuell homöopathisch behandelt werden. Allerdings konnten wir beobachten, dass nicht wenige alte Menschen besonders ab Herbst unspezifische Entzündungen der Bronchien haben, die zwar nicht gefährlich sind, aber doch sehr lästig. Wenn also behandlungsbedürftige organische Störungen ärztlich ausgeschlossen wurden, hilft:

• Senega

Bei Altersbronchitis. Anwendung: vorbeugend einmalig C 200 Ende des Sommers und/oder bei bestehender unspezifischer Altersbronchitis C 200 1 x / Woche.

Antibiotikafolgen

Nicht selten gibt es Allergien nach der die Gabe von Antibiotika. Manchmal ist auch „nur" die Darmflora stark gestört mit entsprechend negativen Auswirkungen.

In allen Fällen, in denen wir eine Verursachung von Beschwerden durch Antibiotika-Einnahmen vermuten, bietet sich die Gabe der entsprechenden Antibiotikum-Nosode an. Diese Nosoden kann man kaufen. Einnahme einmal pro Woche C200, vier Wochen lang.

Näheres zu Nosoden und ihrer Anwendung finden Sie im Kapitel „Nosoden".

Asthma

Asthma als chronische Krankheit bietet sich für eine kundige homöopathische Behandlung an. Diese Behandlung kann auch begleitend zur konventionellen Behandlung erfolgen.

Wenn eine eindeutige Beziehung des Asthmas zu einem allergisierenden Stoff besteht, empfiehlt sich ein Behandlungsversuch mit der **Nosode dieses** Stoffes (s. Kapitel "Nosoden"). Die Wirkung sollte nach spätestens vier Einnahmen (einmal pro Woche) sichtbar sein.

Auch die **homöopathische Eigenblutbehandlung** (s. Kapitel "Herstellung von potenzierten Substanzen") kann probeweise und ohne Gefahr als zusätzlicher Behandlungsversuch gemacht werden. Spätestens wenn das nicht geholfen hat, sollte professionelle homöopathische Hilfe hinzugezogen werden.

Aszites

Aszites oder auch Bauchwassersucht ist ein komplexes Krankheitsbild, das meist im Zusammenhang mit anderen z.T. schweren Krankheiten auftritt. In manchen Fällen, in denen das Bauchwasser nach Punktionen trotz vieler therapeutischer Bemühungen immer wieder nachläuft, kann zumindest für einige Zeit eine Verringerung der Wasserproduktion erzielt werden.

Zwei Mittel können da helfen:

- Apis

Wenn der Patient trotz des großen Flüssigkeitsverlustes ausgesprochen durstlos ist. Erst einmal als Einmal-Standard-Gabe einnehmen, danach täglich als Lösung aus dem Wasserglas (s. Kapitel „Die Mittelgabe").

- Apocynum cannabinum

Im Unterschied zu *Apis* hat der Patient großen Durst. Gleiche Einnahme wie bei *Apis*.

Augenbeschwerden

Die Behandlung von Augenbeschwerden, besonders wenn sie länger andauern, gehört unbedingt in die Hand des Arztes. Doch gerade bei den Augenbeschwerden kann mit dem rechtzeitig verabreichten homöopathischen Mittel die Zeit bis zur ärztlichen Behandlung gut überbrückt werden.

Entzündungen

Obwohl hier mit Mitteln wie ***Pulsatilla***, ***Apis*** und ***Aconitum*** sehr schnell geholfen werden kann, sollten Sie die Behandlung einem Arzt überlassen. Zur Linderung können Sie aber gleich ***Euphrasia***-Augentropfen (Augentrost) anwenden. Sie helfen besonders gut bei Augenbrennen, dem Gefühl der verklebten Lider und starker Tränensekretion.

Eine Entzündung an den Lidern und nicht am Auge stellen die Gerstenkörner dar. Näheres dazu finden Sie unter dem Stichwort „Gerstenkörner“.

Reizungen/Überanstrengungen

Wenn früher Reizungen der Augen vor allem durch schlechtes Licht verursacht waren, so treten sie heutzutage besonders nach Bildschirmarbeit auf. Hier sind regelmäßige Pausen und Augengymnastik sinnvoll.

Ist es trotzdem zu Überanstrengungen gekommen, kann man folgende Mittel anwenden:

- **Euphrasia Augentropfen**

Die Augen tränen und brennen. Augenschließen (Dunkelheit) bessert.

- **Ruta graveolens**

Die Augen sind gerötet. Der Patient verspürt brennende Schmerzen.

- Onosmodium

Die schmerzhaften Augen sind nicht gerötet. Es bestehen jedoch Kopfschmerzen. Augenschließen (Dunkelheit) lindert die Beschwerden nicht, verstärkt sie manchmal sogar.

Verletzungen

Sichtbare Augenverletzungen gehören in augenärztliche Behandlung. Grundsätzlich kann man hier aber sofort das „Verletzungsmittel“ ***Arnica*** geben.

- Symphytum

Nach einer Prellung des Auges z.B. durch einen Schneeball, einen Tennisball oder Ähnliches kann man mit gutem Erfolg ***Symphytum*** geben.

- Ledum

Nach einer Prellung des Auges, wenn es zu einem umgebenden Bluterguss gekommen ist (blaues Auge).

- Staphisagria

Blaues Auge, z.B. nach einer Schlägerei oder einem Boxkampf, wenn beim Verletzten (unterdrückte) Wut mit im Spiel war.

- Coccus Cacti

Coccus Cacti ist als homöopathisches Hustenmittel bekannt. Es heilt jedoch auch am Auge Symptome „wie von einem eingedrungenen Fremdkörper“ (tränen, brennen, blinzeln) und unterstützt gegebenenfalls die Austreibung eines solchen.

Nach Augenoperationen

Augenoperationen sind eine spezielle Verletzungsform des Auges.

- Aconitum

Gefühl wie Sand im Auge.

- Crocus

Hämmern und Zucken im Auge.

- Strontium carbonicum

Alle Gegenstände sehen blutig aus.

Verätzungen

Verätzungen der Augen durch Säuren und Laugen erfordern als sofortige Maßnahme mindestens 15-minütiges Spülen mit Wasser. Bei Verätzungen mit Laugen kann auch Essigwasser zum Spülen genommen werden.

- Aconitum

Hilfreich bei Schmerzen nach Verätzungen häufig mit gleichzeitigem Schock.

- Euphrasia

Zur Nachbehandlung des verätzten Auges, wenn dieses gereizt ist und Flüssigkeit absondert.

Schneeblindheit

Auch andere schwere Blendungen können zu Beschwerden wie Schneeblindheit führen und lassen sich mit den gleichen Mitteln lindern.

- Aconitum

Die Augen sind hochgradig lichtempfindlich, rot und trocken. Auch Tränenfluss mit Trockenheitsgefühl.

- Arsenicum album

Sehr schwere Fälle mit Entzündungen und Geschwüren.

Ausfluss (Fluor)

Die Behandlung des Ausflusses sollte man grundsätzlich nicht selbst versuchen. Eine ärztliche homöopathische Behandlung der zugrunde liegenden Störung ist wichtig und Erfolg versprechend. Um bei akut auftretenden Ausflussbeschwerden im Notfall nicht auf chemische Pilzmittel angewiesen zu sein, kann man zur Linderung der Beschwerden und bis zum Beginn einer homöopathischen Therapie folgendes versuchen:

- Allium sativum

D 6 Tabletten. Von diesen Tabletten kann man stündlich eine in die Scheide einführen. Bei Nachlassen der Beschwerden nur noch dreimal täglich, und bei weiterer Besserung nur noch eine Tablette zur Nacht.

- Mercurius solubilis

Um kleinen Mädchen belastende Untersuchungen zunächst zu ersparen, kann bei einem Ausfluss bei kleinen Mädchen vor der Pubertät mit ***Mercurius solubilis*** ein Behandlungsversuch gemacht werden. Sollte es jedoch bei länger bestehendem Ausfluss spätestens nach dreimaliger wöchentlicher C 200-Gabe zu keiner Besserung kommen, sollte die Ursache des Ausflusses abgeklärt werden.

Bänderdehnung

Hinweise zur notfallmäßigen homöopathischen Behandlung finden Sie unter „Verstauchungen".

Bauchschmerzen

Bauchschmerzen sind bei Kindern häufig nur eine unspezifische Beschwerde bei körperlichem und/oder seelischem Kranksein. Der „Bauch" hat also nichts.

Wichtig ist es jedoch, rechtzeitig zu erkennen, ob vielleicht doch eine Baucherkrankung wie z.B. eine Blinddarmentzündung vorliegt. Wenn ärztlicherseits keine dringlich zu behandelnde Erkrankung gefunden wird, sollte man mit homöopathischen Mitteln eine Linderung versuchen.

Bei kleinen **Kindern** mit Bauchschmerzen, häufig in Form von „Nabelkoliken", kommen besonders die unten genannten Mittel infrage, weil sie für **krampfartige Beschwerden** besonders geeignet sind (s. a. „Blähungskoliken der Säuglinge").

• Magnesium phosphoricum

Wärme und Zusammenkrümmen lindern den meist krampfartigen Schmerz.

• Colocynthis

Wärme und Zusammenkrümmen lindern den meist krampfartigen Schmerz. Im Gegensatz zu ***Magnesium phosphoricum*** hat der Bauchschmerz etwas mit Ärger oder Kränkung zu tun.

- Chamomilla

Die Schmerzen werden als unerträglich empfunden. Wärme und vor allem Umhergehen (bei kleinen Kindern: Umhertragen) lindern deutlich.

Bei **Erwachsenen** liegen den Bauchschmerzen meist Prozesse im Bauch zugrunde. Diese müssen überprüft werden. ***Magnesium phosphoricum*** und ***Colocynthis*** sind ähnlich wie bei Kindern (s. o.) angezeigt.

Erwachsene mit unspezifischen Bauchschmerzen brauchen häufiger:

- Nux vomica

Ernährungsfehler, zuviel Alkohol, zuviel Stress, zuviel Ärger, alleine oder in Kombination verursachen die häufig krampfartigen Bauchschmerzen.

Bestrahlungsfolgen

Die vorbeugende und begleitende Behandlung von Bestrahlungen mit energiereichen Strahlen ist sehr wichtig und gleichzeitig homöopathisch einfach zu behandeln.

Röntgenstrahlung durch Röntgenaufnahmen, Computertomogramme oder Mammografien haben ungünstige Wirkungen auf den Körper. Ganz deutlich wird dies bei therapeutischen Bestrahlungen, z.B. bei der Behandlung von Krebs.

- Radium bromatum

Vor jeder Bestrahlung genommen, kann ***Radium bromatum*** die Nebenwirkungen vermindern. Sollten bereits Strahlenschäden aufgetreten sein, hilft ***Radium bromatum***, diese zu lindern. Besonders gut wirksam bei Hautschäden. Sinnvoll auch nach Untersuchungen mit Röntgenstrahlen. **Vorbeugend** bei **radioaktivem Unfall** und **danach** zur Vorbeugung von Strahlenschäden.

- X-Ray

X-Ray kann statt ***Radium bromatum*** genommen werden. Es ist besonders gut wirksam bei Beeinträchtigungen der Blutbildung (Knochenmark).
Wie ***Radium bromatum*** vorbeugend bei radioaktivem Unfall und danach zur Vorbeugung von Strahlenschäden.

Blähungen

Blähungen können viele Ursachen haben. Am häufigsten spielen Nahrungsmittel und Essgewohnheiten eine Rolle. Hier sollte man immer zuerst ansetzen. Wenn das nicht hilft, und bevor intensive Untersuchungen zur Abklärung der Beschwerden durchgeführt werden müssen, kann man mit den folgenden Mitteln einen Behandlungsversuch machen – das Ergebnis ist schnell zu beurteilen.

- Lycopodium

Geblähtheit vor allem im unteren Bauchbereich. Essen verschlechtert. Bewegen bessert, Windabgang bessert.

- Carbo vegetabilis

Geblähtheit vor allem im oberen Bauchbereich. Aufstoßen bessert, Windabgang bessert.

- China

Geblähtheit im gesamten Bauchbereich. Aufstoßen bessert nicht trotz viel Neigung zum Aufstoßen.

Blähungskoliken der Säuglinge

Die Blähungskoliken treten plötzlich auf und belasten Kind und Eltern erheblich. Bei gestillten Kindern sollte die Mutter bei ihrer Ernährung alles Blähende meiden und Fencheltee trinken. Den Kindern kann mit homöopathischen Mittel geholfen werden.

• Colocynthis

Die Beschwerden werden besser durch Druck, Krümmen und Wärmeanwendungen. Das Kind wirkt gereizt.

• Dioscorea

Das Kind versucht sich zu strecken oder sich nach hinten zu biegen, weil das die Beschwerden lindert.

• Magnesium phosphoricum

Die Beschwerden werden besser durch Druck, Krümmen und Wärmeanwendungen. Das Kind versucht oft, die Knie an den Bauch zu ziehen. Es wirkt erschöpft.

• Chamomilla

Gereiztes Kind. Oft ist eine Wange rot, die andere blass. Herumtragen bessert. Häufig treten die Beschwerden beim Zahnen auf (s. auch „Magen-Darm-Verstimmungen“, „Zahnung“).

Blasenbildung

Bei Blasen, z.B. an den Füßen oder Händen, hilft sehr gut Calendula-Salbe (s. „Wunden“). Mit dieser Behandlung kann man generell bei wunder Haut schnellere Linderung erzielen.

• Causticum

Causticum C 200 kann z.B. eine Woche vor einer geplanten Wanderung einmalig genommen werden. Erneute Einnahme, wenn es zu einer Reizung der Haut noch vor Blasenbildung kommt. Blasen sollte man nicht öffnen, lieber mit Calendulasalbe pflegen (s. o.).

Blasenentzündung

Akute Blasenentzündungen treten relativ häufig bei Frauen auf. Oftmals besteht eine Neigung zu Blasenentzündungen, die als chronische Krankheit einer entsprechenden tiefgreifenden homöopathischen Behandlung bedürfen. Hier soll von den akut auftretenden „Blasenentzündungen" die Rede sein, die plötzlich, z.B. nach einer Erkältung, mit meist brennenden Schmerzen beim Wasserlassen und häufigem Harndrang einhergehen.

Es kommen viele homöopathische Mittel in Frage. Nur die wichtigsten werden im Folgenden genannt. Sollten die Beschwerden nicht innerhalb eines Tages besser werden, ist ein Arzt zu befragen. Wichtig als Unterstützung ist immer das Trinken von viel Flüssigkeit, um so einen Durchspüleffekt zu erzielen.

• Cantharis

Dauernder Harndrang. Tropfenweiser Harnabgang. Schneidende und brennende Schmerzen vor, während oder nach dem Wasserlassen. Eventuell blutiger Urin. Durst, aber Trinken verschlechtert. Reiben in der Blasengegend lindert.

- Dulcamara

Schmerzhaftes Wasserlassen mit Brennen nach Verkühlung. Nach dem Waten in kaltem Wasser kann es sogar zum Harnverhalt kommen. Warme Anwendungen bessern. Es besteht Durst.

- Colocynthis

Dieses Mittel ist ähnlich wie ***Cantharis*** geeignet, wenn häufiger Drang zum Wasserlassen besteht; wobei nur kleine Mengen abgehen. Der Urin stinkt. Die Schmerzen beim Wasserlassen sind im ganzen Bauch und werden durch Zusammenkrümmen gebessert. Wärme bessert.

- Sarsaparilla

Blasenkrämpfe. Der Urin geht nur in dünnem Strahl ab. Der Schmerz ist besonders heftig **am Ende** des Wasserlassens.

- Staphisagria

Harnwegsinfekte nach Geschlechtsverkehr. Brennen in der Harnröhre, wenn nicht uriniert wird (während des Harnens hört das Brennen auf); Harndrang und Schmerzen sind **nach** dem Wasserlassen verstärkt.

- Aconitum

Kommt bei akuten, fieberhaften Blasenentzündungen in Frage, mit starken, brennenden Schmerzen und ständigem Harndrang. Oft nach Erkältung in kaltem Wind. Verschlimmerung nachts mit Ängstlichkeit und Unruhe vor dem Wasserlassen. Der Urin wird als heiß empfunden.

Blitzschlag

Siehe „Stromschlag“

Blutungen

Hier sind Blutungen durch Verletzungen gemeint. Zwar kann man auch bei anderen Blutungen sehr gut homöopathisch helfen, es ist jedoch immer ein Arzt zu befragen.

Grundsätzlich sollten bei Blutungen eine Blutstillung z.B. durch einen Druckverband und/oder ärztliche Maßnahmen erfolgen.

- **Calendula**

Bei allen oberflächlichen Blutungen und bei diffus blutenden Schürfungen hilft Calendula-Lösung als Umschlag. Gleichzeitig innerliche Gabe. Auch wirksam als Spülung bei Zahnfleischblutungen und nach Zahnentfernung.

- **Millefolium**

Starke Blutungen nach Verletzungen. Das Blut hört nicht auf zu fließen.

- **Hamamelis**

Nach Verletzungen von Krampfadern und Hämorrhoiden. Hier sind ein Druckverband und die Hochlagerung als erste Hilfe notwendig. ***Hamamelis*** stillt die Blutung nachhaltig.

Brustentzündung

Siehe „Stillbeschwerden“

Brustverletzung

Die Verletzung der weiblichen Brust (Mamma) kann manchmal eine Mitursache für Brustentzündungen oder Mammatumore sein. Schon aus diesem Grund empfiehlt es sich unbedingt, bei Verletzungen der Brust direkt ein homöopathisches Mittel zu nehmen, um die schnelle Heilung zu unterstützen und möglichen Spätfolgen vorzubeugen.

• Arnica

Arnica ist als Sofortbehandlung bei jeder Prellungsverletzung das richtige Mittel. Wenn man nichts anderes zur Verfügung hat, sollte man auch bei Mammaprellungen (Stoß, Schlag, Sicherheitsgurt) sofort *Arnica* einnehmen.

• Bellis perennis

Wenn wir ***Bellis perennis*** haben, sollten wir es statt *Arnica* geben, weil es noch besser auf Brustverletzungen wirkt, auch z.B. nach Mammografie (Quetschung) oder diagnostischen Punktionen von Mammatumoren.

• Conium

Ist das klassische Heilmittel, wenn die Prellung bereits zu einer Verhärtung an der geprellten Stelle geführt hat. **Wichtig:** In nicht so seltenen Fällen kann die Verhärtung schon länger bestanden haben und die Prellung hat sie nur fühlbar gemacht. Auch in diesem Fall sollte man gleich *Conium* nehmen und anschließend einen Termin zur ärztlichen Brustuntersuchung ausmachen.

Brustwasser

Siehe „Hydrothorax“

Chemotherapie (Nebenwirkungen)

Die Nebenwirkungen bei Chemotherapien sind trotz unterschiedlicher Medikamente oft ähnlich, weswegen einige wenige homöopathische Mittel besonders häufig hilfreich sind.

- Nux vomica

Brechwürgen und/oder heftiges Erbrechen. Besser nach dem Erbrechen. ***Nux vomica*** ist angezeigt, wenn der Brechreiz und das Erbrechen nach dem Essen stärker werden. Der Patient ist reizbar und überempfindlich.

- Arsenicum album

Schon Essensgeruch oder das Denken an Essen führt zu Übelkeit und Erbrechen. Durst, aber das Trinken bereits kleiner Mengen führt zu sofortigem Erbrechen. Schwäche, ängstliche Unruhe, Reizbarkeit.

- Cadmium sulphuricum

Brechwürgen und Erbrechen. Besser durch völlige Ruhe. Verlangen zu trinken, Erbrechen nach dem Trinken. Schwäche, Erschöpfung, inneres Kältegefühl.

- Ipecacuanha

Elendes und flaues Gefühl im Magen. Übelkeit, die nicht durch Erbrechen gebessert wird. Die Zunge ist nicht belegt.

- X-Ray

Für Folgen der Chemotherapie besonders am blutbildenden System, z.B. bei Erniedrigung der Blutzellen.

• Chemotherapeutikum-Nosode

Für unerwünschte Folgen von Chemotherapien.
Das potenzierte Chemotherapeutikum (Chemotherapeutikum-Nosode) C 30 oder C 200 in mehrfacher Wiederholung einnehmen (3 x 3 Globuli / Woche bis zur Besserung; max. 4 Wochen).
Näheres zum Thema Nosoden finden Sie im Kapitel „Nosoden“.

Corona

Bei Corona handelt es sich um eine Virusinfektion wie z.B. die Influenza (Grippe). Die homöopathische Behandlung erfolgt wie bei allen Infektionskrankheiten nach den akuten Beschwerden. Je nachdem welche Beschwerden im Vordergrund stehen, sucht man Heilmittel für diese Beschwerden. Wenn der Patient also vorwiegend an Husten leidet, beginnt man die Behandlung mit einem Hustenmittel (s. „Husten“). Wenn jedoch z.B. Fieber im Vordergrund steht, würde man ein homöopathisches Fiebermittel (s. „Fieber“) zum Behandlungsbeginn geben.

Vier Mittel haben eine besondere Bedeutung für die homöopathische Corona-Behandlung:

• Influenzinum

Zur Vorbeugung. Eine Einmalgabe im Herbst mit Wiederholung im Januar verhindert in vielen Fällen die Infektion mit saisonalen Viren für Atemwegserkrankungen. Die Ansteckung mit Corona (oder auch Influenza) wird weitgehend vermieden, beziehungsweise die Krankheitsverläufe werden mild sein.

• Camphora

Am Beginn. Das beste Mittel, um gleich im Beginn einer Corona-Erkrankung oder im noch symptomlosen Ansteckungsfall eine Entwicklung von Corona zu verhindern. Einmalgabe oder bei schon deutlichen Symptomen maximal dreimal im Abstand von sechs Stunden.

• Corona-Nosode

Nach Corona. Wenn Beschwerden nach Corona andauern (Long Covid), dann beendet – rechtzeitig gegeben – die Einmalgabe der Corona-Nosode das Leiden.

• Corona-Impf-Nosode

Nach der Impfung (s. a. Stichwort „Impfung").
Um Beschwerden durch die Coronaimpfung zu vermeiden, sollte man einmalig die Corona-Impfnosode **direkt nach** der Impfung nehmen.
Besonders bei Impfbeschwerden oder gar Impfschäden durch die Coronaimpfung kann die Impfnosode schnell deutliche Verbesserungen erzielen. Dazu sollte man die Impfnosode mindestens einmalig nach Auftreten von Impffolgen einnehmen (s. a. „Impfschaden").

Zwar ist die Erkrankung an Corona zur Zeit (2024) in der Regel nicht mehr sehr schlimm, trotzdem sollte man wegen der Gefahr von Folgeschäden gleich homöopathisch behandeln. Wer diese Coronabehandlung selber durchführen möchte, dem empfehle ich mein Büchlein „Angst vor Corona?".

Sollte es bereits zu Long Covid gekommen sein, können Sie selber erste Schritte zur Heilung einleiten. Die dazu passende Anleitung finden Sie in meinem Büchlein „Long Covid – und jetzt?".

Eine Demenz kann viele Ursachen haben. Wenn Ursachen wie z.B. Intoxikationen, Herzkreislaufprobleme und andere beseitigt bzw. behandelt sind, bleibt trotzdem oft, wie auch bei allen anderen Formen der Demenz, z.B. Morbus Alzheimer, ein Zustand, der für Betroffene und deren Umgebung extrem schwierig ist.

Mit großer homöopathischer Erfahrung lassen sich für alle Formen der Demenz homöopathische Mittel finden, die lindern und/oder den Verlauf verzögern. Diese homöopathischen Behandlungsversuche sollte man unbedingt machen, da aus großen Studien bekannt ist, dass selbst bei starker Betroffenheit des Gehirns meist noch Gehirnareale vorhanden sind, die Defizite ausgleichen können.

Auch wenn wir keinen erfahrenen Homöopathen haben, der uns unterstützt, kann in vielen Fällen mit homöopathischen Mitteln auch von Laien Hilfe geleistet werden.

• Barium carbonicum

Dieses Mittel ist das Hauptmittel bei allen Demenzformen, besonders bei den nicht-alzheimerbedingten. Bei jedem Demenzkranken sollte man zumindest einen Behandlungsversuch mit ***Barium carbonicum*** gemacht haben. C 200 einmal pro Woche. Die Wirkung ist manchmal in wenigen Tagen zu sehen, in anderen Fällen erst nach ca. vier Wochen. Weitergabe des Mittels, wenn es nach spätestens vier Wochen wirkt, einmal pro Monat.

• Alumina

Ähnlich wie ***Barium carbonicum*** sollte man ***Alumina*** einmal wöchentlich in der C 200 geben, mindestens drei Monate lang. Besonders bei Morbus Alzheimer sind hier

Stillstände der Erkrankungen oder Verzögerungen des Verlaufes zu erwarten.

- Helleborus niger

Gut wirksam bei zunehmender Unfähigkeit nachzudenken, einer Abstumpfung des Verstandes und großer Vergesslichkeit für Gelesenes oder für das, was man sagen wollte. Häufig dabei sind Unruhe und Reizbarkeit des demenzkranken Menschen.
Gabe einmal pro Woche C 200.

Wechselnde Mittel

Es haben sich auch „Kuren“ bewährt, wobei die Patienten einen Monat lang entweder ***Barium carbonicum*** oder ***Alumina*** nehmen. Danach wird eine Einmalgabe von ***Helleborus*** verabreicht und danach mit entweder ***Barium carbonicum*** oder ***Alumina*** weiter gemacht. Das kann man solange durchführen, wie eine Wirkung sichtbar ist.

Bei einer erneuten Verschlechterung nach Behandlungspausen ist eine weitere Gabe der Mittel notwendig.

Digitale Demenz

Die digitale Demenz ist derzeit noch kein allgemein anerkanntes Krankheitsbild. Bei vielen Kindern, Jugendlichen und sogar auch bei Erwachsenen ist jedoch zunehmend eine Einschränkung der geistigen Fähigkeiten zu beobachten, die im Zusammenhang mit übermäßigem Konsum digitaler Medien zusammenzuhängen scheint.

Während Erwachsene ihre übermäßige Beschäftigung mit digitalen Medien „einfach“ nur zu reduzieren brauchen, um kognitiv wieder frischer zu werden, ist das bei Kindern und auch bei Jugendlichen wegen der noch unvollständigen Reifung des Gehirns wesentlich schwieriger. Elternhaus und Schule haben hier keine leichte Aufgabe.

Homöopathisch gibt es viele Unterstützungsmöglichkeiten, die jedoch sehr gute therapeutische und homöopathische Kenntnisse und Erfahrungen voraussetzen.

Wenn bei Kindern (und Jugendlichen) bereits Einschränkungen der Konzentrationsfähigkeit, der Aufnahmefähigkeit und auch der motorischen Fähigkeiten zu beobachten sind, sollte dringend homöopathisch unterstützt werden.

- Barium carbonicum

Dieses Mittel, einmal wöchentlich bis zur Besserung gegeben, lindert die schlimmsten Folgen des übermäßigen Konsums von digitalen Medien (besonders von Computerspielen). Bei Besserung kann das Mittel später einmal pro Monat gegeben werden. Erfreulicherweise führt die Einnahme von ***Barium carbonicum*** auch zu einer psychischen Stabilisierung, die die Reduzierung z.B. der Spieldauer deutlich erleichtern kann. Die Freude an Bewegung und eventuell an Sport kehrt wieder, da jetzt auch motorische Fortschritte leichter gelingen.

Durchfall

Akuter Durchfall, um dessen Behandlung es hier geht, tritt meist im Rahmen einer Magen-Darm-Infektion auf. Näheres dazu finden Sie unter dem Stichwort „Magen-Darm-Verstimmungen“.

Entwicklungsstörungen bei Kindern

Entwicklungsstörungen bei Kindern können durch erbliche oder vorgeburtliche Ursachen bedingt sein. Sehr häufig kann es jedoch auch bei sich zunächst normal entwickelnden Kindern zu einer Entwicklungsverzögerung oder gar einem Entwicklungsstillstand kommen.

Um die angeborenen Ursachen zumindest in ihren Folgen zu beeinflussen, bedarf es großer homöopathischer Erfahrung, um passende Mittel zu finden.

In Einzelfällen gibt es jedoch deutliche Hinweise auf helfende Mittel, die Eltern bei ihren Kindern leicht erkennen können und die damit das richtige Mittel auch ohne viel homöopathische Erfahrung finden können. Wenn es dann dem Kind sichtbar besser geht, sollte das eine zusätzliche Ermunterung sein, sich professionelle homöopathische Hilfe zu suchen.

Alle nicht-homöopathischen Maßnahmen wie z.B. Ergotherapie oder Physiotherapie können natürlich während der homöopathischen Behandlung weiterlaufen.

Entwicklungsstörungen mit vorgeburtlichen oder genetischen Ursachen

- Carcinosinum

Für alle Kinder (also auch Säuglinge) mit Entwicklungsstörungen, welcher Art auch immer, die in der Familie viele Krebskranke haben oder hatten und/oder wenn die Mutter in der Schwangerschaft Krebs hatte. Die Kinder haben oft mindestens einen größeren braunen Hautflecken, Farbe wie Milchkaffee. Insgesamt viele Muttermale für ihr Alter. Die Augäpfel wirken auffallend bläulich durchscheinend.

Einnahme: C 200 1 x / Monat. Nach drei Monaten muss eine Besserung zu sehen sein. Wenn nicht, keine weitere Gabe und Homöopathen befragen.

- Medorrhinum

Dieses wunderbar wirksame Mittel ist bei Säuglingen und Kleinkindern sehr gut zu erkennen. Kinder, die dieses Mittel brauchen, neigen zur Entwicklung eines „Pavian Po", das heißt, sie haben immer wieder ein sehr rotes Gesäß, welches in Bauchlage auch noch in die Luft gestreckt wird. Die Entwicklungsstörungen sind vor allem: spätes Laufen- und Redenlernen, geistig verlangsamt, sehr weinerlich, starker Speichelfluss, dicker und grüner Nasenausfluss, schlechte Zähne.
Alle Beschwerden, auch Hautausschläge, Asthma oder Konzentrationsstörungen werden am Meer besser.
Kinder mit Down-Syndrom profitieren besonders von der Gabe von ***Medorrhinum***.
Einnahme: C 200 1 x / Monat. Nach drei Monaten muss eine Besserung zu sehen sein. Wenn nicht, keine weitere Gabe und Homöopathen befragen.

- Barium carbonicum

Bei später Zahnung, spätem Gehenlernen und spätem Redenlernen ist immer an ***Barium carbonicum*** zu denken. Diese Kinder haben bei der kleinsten Verkühlung einen Schnupfen oder Husten. Sie sind sehr ängstlich. Der Mund steht meist offen. Sie sind oft deutlich zu klein und scheinen in ihrer Art sehr verlangsamt.
Kinder mit Down-Syndrom profitieren sehr von der wiederholten Gabe von ***Barium carbonicum***.
Der Erfolg ist bei wöchentlicher Gabe relativ schnell zu sehen, zumindest was die Erkältungsneigung angeht.

Wenn die Wirkung nachlässt, kann eine Zwischengabe von ***Medorrhinum*** weiterhelfen.

- Tuberculinum

Für Kinder, die bereits als Säuglinge sehr unruhig sind, die schlecht zunehmen.
Bei später Zahnung und spätem Sprechenlernen.
In der Familie (z.B. Großeltern) kommt meist Tuberkulose vor.
Verlangen nach kalter Milch. Angst vor Hunden und vor großen Tieren.
Empfindliche Haut mit Neurodermitisneigung. Muss immer in Bewegung sein.

Entwicklungsstörungen bzw. Entwicklungsstillstand, nachdem die Entwicklung zunächst normal gewesen war

- Impfnosoden

Die häufigsten Ursachen für Entwicklungsstillstände sind Impfungen. Auch wenn das nicht zu den offiziellen Impfschäden gehört, beobachten doch viele Eltern diese Zusammenhänge. Die Gabe des mutmaßlich ursächlichen Impfstoffes in Form der Impfnosode (s. Kapitel "Nosoden") 1 x / Woche C 200, drei Wochen lang, wird zeigen, ob die Vermutung der Impffolge zutreffend war. Sollte nach dreimaliger Gabe eine Verbesserung sichtbar werden, zunächst der weiteren Entwicklung ihren Lauf lassen und die Impfnosode erst wiederholen, wenn die Wirkung nachlässt. Sollte sich die Entwicklung nicht zügig normalisieren, empfiehlt sich dringend die meist erfolgreiche professionelle homöopathische Behandlung.

Nicht immer ist ganz klar, ob eine Entwicklungsstörung sich schon von Geburt an entwickelt hat (z.B. kann man spätes Zahnen ja erst zur Zeit der Zahnung erkennen), also ob man eines der Mittel für vorgeburtliche Entwicklungsstörungen geben muss. Um das richtig zu erkennen, sollten alle Kinder mit Entwicklungsstörungen professionelle homöopathische Hilfe bekommen. Ist diese jedoch nicht möglich und man möchte dem Kind wenigstens versuchsweise etwas Gutes tun, so kann man noch das folgende Mittel in Erwägung ziehen:

- Natrium muriaticum

Kinder, die spät gehen oder sprechen lernen. Nicht selten Frühgeburten, die schlecht zunehmen. Auffallend viele Körperhaare. Schreien nicht wie andere Babies, sondern schluchzen mehr vor sich hin. Auch Kinder, die in belastenden Situationen aufgewachsen sind (Heim). Das Mittel hilft besonders gut, wenn es sich um Kinder handelt, die sich relativ schwer trösten lassen, die eher verschlossen erscheinen und für ihr Alter schon sehr mitfühlend sind.

Die hier für Entwicklungsstörungen vorgeschlagenen Mittel sollen Mut machen, die Entwicklungsstörungen nicht als gegeben hinzunehmen. Auch wenn sie mit den vorgeschlagenen Mitteln keinen durchschlagenden Erfolg haben, heißt das überhaupt nicht, dass Ihrem Kind nicht zu helfen wäre. Kein Kind mit Entwicklungsstörungen sollte ohne kundige homöopathische Hilfe sein. Mit rechtzeitiger homöopathischer Behandlung lässt sich so viel Leid vermeiden!

Erbrechen

Bei der Behandlung des Erbrechens ist besonders die Ursache zu beachten. Liegt z.B. eine Nahrungsmittelvergiftung vor, so kann Erbrechen hilfreich sein. Bei einer allgemeinen Magen-Darm-Störung mit Erbrechen kommen die Mittel infrage, die bei „Magen-Darm-Störungen“ erwähnt sind. Erbrechen bei Reisekrankheit wird mit den dafür zuständigen Mitteln behandelt (s. „Reisekrankheit“). Erbrechen in der Schwangerschaft oder bei Chemotherapie finden Sie unter den Stichwörtern „Schwangerschaftsbeschwerden“, „Chemotherapiefolgen“.

Es gibt noch Mittel für andere Ursachen von Erbrechen:

- Nux vomica

Erbrechen nach zuviel „Feiern“. Erbrechen bei Ärger. Erbrechen bei Alkoholikern.

- Argentum nitricum

Erbrechen bei und wegen Aufregung.

- Coccus cacti

Erbrechen immer beim Zähneputzen oder bei Mundspülungen.

Erfrierungen

Erfrierungen sollten langsam und vorsichtig erwärmt werden. Bei Blasenbildungen siehe unter dem Stichwort „Verbrennungen“ Unterpunkt „Verbrennungen 2. Grades“.

- **Hypericum**

Wenn Finger und Zehen betroffen sind. Starke Schmerzen, auch mit Taubheitsgefühl. Umschläge mit Hypericum-Lösung lindern gleichfalls.

- **Agaricus**

Brennende, stechende Schmerzen. Rötung. Siehe auch „Frostbeulen".

- **Causticum**

Wenn die Erfrierung schon länger zurückliegt und immer noch Beschwerden macht.

Erkältungskrankheiten

Gewöhnliche Erkältungskrankheiten bedürfen in der Regel keiner homöopathischen Behandlung. Zwei bis drei Erkältungen im Jahr sind normal und aktivieren das Immunsystem, wenn man dem Körper Ruhe und Zeit zu ihrer Überwindung gibt.

Bei leichtem Halsweh hilft ein Schal und das Gurgeln mit Salbeitee. Bei Schnupfen mache man Spülungen mit Kochsalzlösung oder tropfe sie in die Nase (0.9 %, d.h. etwa ein Teelöffel Salz auf 100 Teelöffel Wasser; auch in der Apotheke erhältlich). Leichter Husten wird durch Inhalationen mit Salbeiaufguss und durch Trinken von Holunderblüten- oder Thymiantee gelindert. Auch Vitamin C, am besten in natürlicher Form (Bio-Zitronen, Bio-Orangen, Bio-Paprika, usw.), ist sehr hilfreich. Man kann es auch mit „künstlichem" Vitamin C probieren: kurzzeitig hoch dosiert, z.B. 2 Tage lang 3 x 1 Teelöffel reines Vitamin C (= Ascorbinsäure) aufgelöst zu sich nehmen. Wichtig ist auf jeden Fall, dass der „Angeschlagene" sehr viel trinkt.

Vorbeugung

Es gibt einige bewährte Mittel, die eine weitergehende Infektion verhindern können, wenn sie frühzeitig genommen werden:

• Natrium muriaticum

Wenn die Erkältung mit Niesen beginnt. Besonders typisch ist das dreimalige Niesen hintereinander. Eine Einmalgabe ***Natrium muriaticum*** C 30 oder C 200 hilft sehr sicher.

• Aconitum

Der beginnenden Erkältung ist ein Aufenthalt in kalter, trockener Luft vorangegangen.

• Camphora

Ein Allzweckmittel bei beginnenden Infektionen, unabhängig vom Namen der Infektion. Typisch ist das plötzliche Frieren und eine zunehmende Schwäche, noch bevor andere Symptome deutlich werden.
Camphora war in der Coronapandemie ein spezifisches Mittel für Corona (s. „Corona"), das, rechtzeitig genommen, den Ausbruch von Corona verhindert hat.

Spätestens wenn trotz Vorbeugungsbehandlung ein starkes Krankheitsgefühl auftritt und eventuell Fieber, sollte man weiter homöopathisch behandeln und weitere Mittel suchen:

- **Gelsemium**

Fieber, Gliederschmerzen, wunde Augäpfel. Kälteschauer die Wirbelsäule entlang. Kitzelhusten, Kopfschmerzen, Benommenheit, zittrige Schwäche. Häufig auftretend in milden Wintern.

- **Eupatorium perfoliatum**

Wie ***Gelsemium*** bei Fieber, Gliederschmerzen und wunden Augäpfeln. Jedoch Kälteschauer zwischen den Schulterblättern. Im Vordergrund steht ein ausgeprägtes Zerschlagenheitsgefühl.

- **Allium cepa**

Augen und Nase triefen (siehe auch ***Euphrasia***). Die Nasenabsonderung ist scharf, wundmachend; die Augenabsonderung dagegen mild. Besserung der Beschwerden durch frische Luft, Verschlechterung abends und im warmen Raum.

- **Euphrasia**

Beim Triefen von Augen und Nase (siehe auch ***Allium cepa***). Die Nasenabsonderung ist jedoch mild; die Augenabsonderung scharf, wundmachend (rotes Auge).

- **Rhus toxicodendron**

Erkältung bei kaltem und feuchtem Wetter mit Steifheit und Gliederschmerzen, auch ausgelöst durch Abkühlung nach Schwitzen. Wärme und Wärmeanwendungen bessern. Trotzdem Verlangen nach kalten Getränken.

- **Dulcamara**

Erkältung bei kaltem und feuchtem Wetter mit Steifheit und Gliederschmerzen (siehe auch ***Rhus toxicodendron***).

Jedoch ausgelöst durch Verkühlung in Wasser oder Schnee. Die Beschwerden sind stärker in frischer Luft.

Weitere Mittel bei Grippe mit Fieber finden Sie unter den Stichworten „Fieber“ und „Grippe“.

Fersensporn

Knochenauswüchse wie z.B. der Fersensporn können sehr schmerzhaft sein. Bevor Operationen durchgeführt werden lohnt sich immer ein Behandlungsversuch, der allerdings einige Monate durchgehalten werden muss, da Knochenauswüchse nur langsam auf das homöopathische Mittel reagieren.

- Hekla lava

Bei Knochenauswüchsen, die Beschwerden machen. Besonders bewährt bei gutartigen Auswüchsen am Unterkiefer und an der Ferse. C 200 einmal pro Woche bis Besserung, dann nur noch einmal pro Monat.

Fieber (akute fieberhafte Infekte)

Früher war die grundsätzlich heilsame Wirkung von Fiebern bei Infektionskrankheiten allgemein bekannt. Heutzutage wird jedoch oftmals jede leichte Temperaturerhöhung sofort unterdrückt, was nicht zu empfehlen ist.

Da fieberhafte Erkrankungen auf einen aktiven Abwehrprozess des Körpers hindeuten, sollte man diesen unterstützen. Man kann also zunächst mit allgemeinen Maßnahmen wie viel trinken, Bettruhe und geistiger Ruhe (keine digitalen Medien!) die Heilung unterstützen. Lindenblütentee wirkt oft lindernd über die Anregung der Schweißbildung.

Bei warmen Händen und Füßen kann man auch lauwarme oder kühle Umschläge machen.

Bereits in diesem frühen Stadium kann man die Abwehr des Körpers mit homöopathischen Mitteln unterstützen, indem man das passende Mittel verabreicht. Erst recht sollte man auch höhere Fieber homöopathisch behandeln. Lediglich bei starker Schwächung des Patienten ist eine chemische Fiebersenkung zu erwägen.

Im Folgenden sind solche „Fiebermittel" mit ihren charakteristischen Symptomen aufgezählt, welche am häufigsten in Frage kommen. Wenn keines der erwähnten Mittel genau passt, nehmen Sie im Notfall das ähnlichste. Wenn keine Besserung des Krankheitsbildes eintritt, müssen Sie ärztliche Hilfe suchen. Oftmals hilft bei unkomplizierten fieberhaften Erkrankungen das homöopathische Mittel jedoch so schnell, dass sich ein Arztbesuch erübrigt.

• Aconitum

Der Beginn der Erkrankung ist plötzlich und stark. Das Gesicht ist dunkelrot, heiß und trocken; es wird blass, wenn der Patient sich aufsetzt. Der Patient hat starke Angst und ist unruhig. Die Haut fühlt sich heiß und trocken an. Der Patient ist durstig.

• Belladonna

Der fieberhafte Infekt tritt plötzlich auf. Der Patient ist hochrot und glühend heiß. Am Kopf und wo er bedeckt ist, schwitzt er stark. Auffallend sind dabei die oftmals kalten Hände und Füße. Obwohl Hals und Mund trocken sind, besteht während des hohen Fiebers wenig Durst.

- Gelsemium

Beginn des Infektes oft mit Schwäche, Zittern und Frösteln, teilweise mit Zähneklappern. Eher langsamer Beginn, oftmals nach einer Erkältung (s.a. „Erkältungskrankheiten“). Das Gesicht ist während des Fiebers dunkelrot. Wenn Schnupfen vorhanden ist, so ist dieser brennend, wässrig. Das Schlucken macht Beschwerden. Der Patient ist meist durstlos.

- Ferrum phosphoricum

Akuter Beginn. Das Fieber ist oft nur mittelgradig erhöht. Der Patient ist uncharakteristisch allgemein beeinträchtigt. Die Beschwerden kommen und gehen. Das Gesicht ist eher blass, kann aber auch plötzlich gerötet sein, um dann wieder abzublassen.

- Eupatorium perfoliatum

Es besteht das typische Zerschlagenheitsgefühl am ganzen Körper, besonders in den Knochen. Manchmal fühlen sich die Gelenke wie verrenkt an. Der Husten tut so weh, dass der Patient den Brustkorb festhalten muss. Das Fieber ist morgens am höchsten. Der Durst ist stark. Das Gesicht ist heiß und rot. Es kann eine Neigung zum Erbrechen bestehen.

- Arnica

Häufig ein Gefühl der Zerschlagenheit. Selbst das weichste Polster erscheint zu hart. Der Kopf ist in der Regel dunkelrot und heiß, bei kalter Nase. Obwohl der Patient deutlich krank wirkt, glaubt er manchmal selber nicht, besonders krank zu sein.

- Chamomilla

An dieses Mittel ist bei kleinen Kindern zu denken, die gerade zahnen (s. „Zahnung"). Manchmal ist eine Wange rot, die andere blass. Die Kinder sind durstig und heiß. Sie sind reizbar und überempfindlich, was durch Herumtragen gebessert wird.

Fieberkrämpfe

Fieberkrämpfe sind Krampfanfälle, die bei Säuglingen und Kleinkindern im Rahmen von Fieber auftreten können. Sie wirken meist sehr bedrohlich, „verwachsen" sich aber in der Regel, wenn die Kinder älter werden und treten dann nicht mehr auf.
Wenn Kinder grundsätzlich in guter homöopathischer Behandlung sind, kommen Fieberkrämpfe praktisch nicht vor. So beugt z.B. die rechtzeitige Gabe homöopathischer Mittel bei Fieber (s. „Fieber") den Fieberkrämpfen vor.

Sollte Ihr Kind einen Fieberkrampf bekommen, ist es wichtig, Gegenstände, an denen es sich verletzten könnte, aus dem Weg zu räumen.
Die folgenden homöopathischen Mittel können helfen, den Krampfanfall zu unterbrechen:

- Belladonna

Belladonna ist das Hauptmittel bei Fieberkrämpfen. Plötzliches, hohes Fieber, knallroter Kopf, feuchte und heiße Haut. Überempfindlich gegen Licht und Geräusche. Die Krämpfe werden durch die leichteste Berührung wieder neu erregt. Oft erst leicht verwirrt, bevor die Krämpfe auftreten. Nach der Einmal-Standard-Gabe drei Globuli in

Wasser auflösen. Davon alle fünf Minuten einen Schluck nach vorherigem Umrühren einnehmen.

• Chamomilla

Häufig im Zusammenhang mit der Zahnung. Das Kind schlägt die Daumen ein beim Krampfanfall. Meist vor Mitternacht. Das Kind ist gereizt und unruhig. Umhertragen kann den psychischen Zustand lindern. Eine Wange, manchmal auch der ganze Kopf ist rot. Gleiche Einnahme wie bei ***Belladonna***.

• Helleborus niger

Das Gesicht ist meistens blass, kann aber auch gerötet sein; auffallend sind die starrenden, weit geöffneten Augen. Das Kind macht Kaubewegungen, bohrt den Kopf ins Kissen. Es hat viel Durst und trinkt gierig. Häufiger Harndrang. Automatische Bewegungen eines Armes oder Beines. Plötzliches Schreien. Seufzen. Tiefer Schlaf nach dem Krampf.

Fisteln

Fisteln können an allen Organen und Körperteilen auftreten. Häufig entstehen sie z.B. nach Operationen, nach anderen Verletzungen und bei Entzündungen. Unabhängig von der Art der Fistel und ihrer Lokalisation, auch unabhängig von der sonstigen Behandlung der Fistel, sollte man immer zunächst ein Mittel geben:

• Silicea

Dieses Mittel kann bei allen Fistelarten hilfreich sein. Besonders wirksam ist es, wenn akute oder chronische Eiterungen bestehen. Unbedingt auch bei Zahnfisteln daran

denken, wobei hier die Zahnbehandlung im Vordergrund steht. ***Silicea*** heilt nicht nur die Fisteln, sondern auch die zugrundeliegenden Entzündungen.
C 200 1 x / Woche bis zur Besserung, max. zwei Monate.

Flohbisse

Flohbisse sind gar nicht so selten und die Beschwerden häufig erheblich. Schnelle Linderung durch die folgenden Mittel:

- Ledum

Bei unerträglichem Juckreiz.

- Urtica urens

Gefühl wie bei Brennnesselverbrennungen. Rötung und Juckreiz. Hilfreich ist das gleichzeitige Auftragen von Urtica urens-Lösung auf die Bissstelle.

Folgekrankheiten nach Infektionen

Siehe „Infektionskrankheiten und ihre Folgen“

Frostbeulen

Schmerzende und juckende Frostbeulen, bei Wintersportlern gar nicht so selten, können sehr lästig sein.

- Agaricus muscarius

Einmal wöchentlich C 200 bis zur Besserung, max. zwei Monate lang; dann abwarten und nach Bedarf seltenere Gaben.

Gallenkolik

Die Gallenkolik tritt plötzlich auf. Oft dauert es, bis ein Arzt kommt oder der Patient selber in der Notaufnahme ist. Bei den heftigen Schmerzen einer Gallenkolik ist eine sofortige Linderung notwendig, die homöopathisch auch gelingt.

- Aconitum

Aconitum hilft meist, wenn es sich um die erste Kolik im Leben eines Patienten handelt. Die Angst bei den überraschend starken Schmerzen ist vorherrschend. Gefühl, ohnmächtig zu werden beim Aufstehen.

- Belladonna

Bei wiederholten Koliken. Starke, relativ kurze Schmerzanfälle; oft mit geblähtem Oberbauch. Gesicht rot und heiß.

- Chelidonium

Von der Gallengegend ausstrahlende Schmerzen in den Rücken, manchmal bis zum rechten Schulterblatt. Warme Wickel und warme Getränke lindern.

- Berberis

Von der Gallengegend in alle Richtungen ausstrahlende Schmerzen. Schlechter bei Bewegung. Gesicht blass, manchmal gelblich.

Geburt

Die homöopathische Vorbereitung und Begleitung der Geburt gehören zu den eindrucksvollsten Behandlungen, die die Homöopathie zu bieten hat. Glücklich kann jede Gebärende sein, die eine Hebamme an ihrer Seite hat, die homöopathisch unterstützen kann.

Nicht jede Gebärende hat jedoch dieses Glück, weswegen ich auf einige Möglichkeiten hinweise, wie man sich bei relativ häufigen Problemen selber helfen kann. Es ist dabei gut zu wissen, dass die homöopathische Behandlung weder Kind noch Mutter schaden kann, in vielen Fällen aber helfen wird.

Geburtsvorbereitung, Geburt und direkt nach der Geburt

• Arnica

Sowohl vor der Geburt (z.B. schmerzhafte Kindsbewegungen) als auch unbedingt direkt danach C200. Besonders wichtig nach langdauernden Geburten. Nach der Geburt auch mehrfache Wiederholungen möglich, je nach Schmerzen. Auch bei starken Nachblutungen.

• Calendula

Wenn starke Verletzungen durch die Geburt entstanden sind, sollte man nach ***Arnica*** noch ***Calendula*** C200 nehmen. Danach bei bestehenden Schmerzen oder Blutungen wieder ***Arnica*** C200.

• Pulsatilla

Bei Steißlage mehrfache Gabe von Pulsatilla möglichst in sehr hoher Potenz (z.B. XM 1x/Woche); mehrfache Gabe von C200 ist auch möglich.
Wehenschwäche während der Geburt, mit unregelmäßigen, ineffizienten Wehen, schlechter gegen Abend. Dabei bestehen häufig Schmerzen im Kreuzbein und Spannungsschmerz in den Oberschenkeln.

- Cimicifuga

Wehenschwäche. Auffallende Nervosität, Reizbarkeit und Traurigkeit. Deutlich übertriebene Angst vor der Geburt. Deutlicher Redefluss.
Die Wehenschmerzen wechseln ständig den Ort, „fliegen“ von einer Seite des Beckens zur anderen.

- Caulophyllum

Bereits lange vor Einsetzen der Geburt falsche Wehen. Immer wieder regelmäßige, kurze Wehen ohne Geburtsfortschritt. Am Muttermund Schmerzen wie Nadelstiche. Allgemeine Schwäche mit innerem Zittern. Starrer Muttermund.
Gebärmutterschwäche nach Geburt.
Alles besser durch Wärme.

- Nux vomica

Gereiztheit, am liebsten direkt vom Schreibtisch, vom Herd oder überhaupt von der Arbeit zur Entbindung und danach möglichst gleich wieder zurück. Überempfindlichkeit gegen äußere Eindrücke (Licht, Gerüche, Geräusche). Zu fester Muttermund.

- Aconitum

Sehr starke Schmerzen mit großer Angst, evtl. Todesangst; ruhelos. Deswegen gutes Mittel gegen eine tiefempfundene Angst (s. a. *Cimicifuga*). Sehr berührungsempfindlich im Genitalbereich.

- Kalium carbonicum

Schwäche, empfindet Wehen ausschließlich im Lendenbereich.

Bei Steißbeinbeschwerden nach der Geburt können Sie auch noch unter dem Stichwort „Steißbein“ nachschlagen.

Gedächtnisstörungen

Alle Mittel, die sich unter dem Stichwort „Demenz“ befinden sind auch Mittel, die bei Gedächtnisstörungen helfen können. Häufig handelt es sich bei Gedächtnisstörungen um Überlastungen psychischer und körperlicher Art. Diese können bei Stress auftreten und, besonders bei Kindern, durch die übermäßige Beschäftigung mit digitalen Medien (s. „Digitale Demenz“). Nach Verminderung der Überlastungen können zwei Mittel zu besserer Konzentration und zu einer Erholung des Gedächtnisses führen:

• Nux vomica

Gedächtnisschwäche als Folge von Stress, Überarbeitung, zu viel Alkohol und Schlafmangel.
Patienten, denen ***Nux vomica*** hilft, frieren leicht und ihr Zustand wird durch Wärme gebessert.

• Sulphur

Gedächtnisschwäche als Folge von zu vielen „Baustellen“ mit vielen Gedanken an neue Projekte. Den Patienten ist leicht zu warm. Ab 11 Uhr haben sie starken Hunger. Alles wird schlechter, wenn sie dann nichts zu essen bekommen.

Gehirnerschütterung

Wie bei vielen Verletzungen sollte ***Arnica*** als erstes Mittel nach einer Gehirnerschütterung verabreicht werden. Besonders gut wirkt ***Arnica*** bei Verletzungen, die durch stumpfe Gewalteinwirkung hervorgerufen worden sind.

Bei Gehirnerschütterungen kommen auch noch ***Hypericum***, ***Natrium sulphuricum*** und ***Helleborus niger*** in Frage. Diese Mittel sind allerdings meist nicht ganz passend für den akuten Zustand, so dass eine Abstimmung mit Ihrem Homöopathen erfolgen sollte.

Wenn Sie auf eine Selbstbehandlung angewiesen sind, sollten Sie jedoch ***Natrium sulphuricum*** näher kennenlernen:

- Natrium sulphuricum

Sehr gut wirksam bei Folgen (z.B. Kopfschmerzen, psychische Veränderungen) von Gehirnerschütterungen, die bei feuchtem Wetter oder durch Sonne verschlechtert werden. Auch wenn Menschen kränkeln, bei denen in der Vorgeschichte einige Gehirnerschütterungen stattgefunden hatten und man sonst keine wirkliche Ursache für das Kränkeln findet, kann die Gabe von ***Natrium sulphuricum*** eine Wende bringen.

Gelenkschmerzen

Hinter der Diagnose „Gelenkschmerzen" können sich vielerlei Krankheitsbilder verbergen. Meist kommt man ohne ärztlichen Rat nicht aus. Aber wenn die Gelenkschmerzen plötzlich auftreten und kein Arzt erreichbar ist, kann man in vielen Fällen die akute Not homöopathisch lindern.

- Arnica

Als Folge eines Schlages oder einer Prellung mit oder ohne sichtbare Quetschung. Das Gelenk ist geschwollen. Bewegung verschlechtert die Beschwerden. Im Gelenk besteht eine Empfindung, als ob es verstaucht oder verrenkt wäre.

- Belladonna

Die Schmerzen in den Gelenken treten plötzlich auf, die Gelenke sind geschwollen, rot und glänzend. Trotz der Hitze, z.B. des Knies, können die Füße eiskalt sein.

- Apis

Die betroffenen Gelenke sind rot, stark schmerzhaft. Es bestehen Spannungsgefühl und Brennen. Die Haut ist glänzend und stark berührungsempfindlich, oftmals ist auch die Umgebung geschwollen. Kalte Anwendungen lindern die Beschwerden.

- Rhus toxicodendron

Bei Gelenkschmerzen, die nach Zerrungen und Verstauchungen auftreten, spürt der Patient Erleichterung der Beschwerden durch Bewegung und Verschlimmerung in Ruhe. Während es bei Beginn der Bewegung eher mehr weh tut, lassen die Schmerzen bei andauernder Bewegung deutlich nach. Heiße Bäder lindern die Beschwerden. Außerdem können plötzlich auftretende Gelenkschmerzen nach starker Abkühlung oder nach Durchnässung mit ***Rhus toxicodendron*** behandelt werden. Auch diese Beschwerden werden durch Bewegung und durch Wärmeanwendungen besser.

- Bryonia

Die Schmerzen im betroffenen Gelenk sind stechend. Auslösend kann die Einwirkung von Kälte gewesen sein. Das Gelenk ist heiß, rot und geschwollen. Lindernd wirken ein fester Verband (Druck) und Ruhigstellung. Verschlechternd wirken Bewegung und Wärmeanwendungen. Der Patient ist oft sehr durstig.

• Colchicum

Dieses Mittel hilft besonders, wenn der große Zeh (meist das Grundgelenk) brennend schmerzt und heiß und rot ist. Berührung und Bewegung verstärken die Beschwerden, die oft abends beginnen. Besonders der Gichtanfall lässt sich mit ***Colchicum*** behandeln.
Auch wenn bei verschiedenen Gelenkbeschwerden eine erhöhte Harnsäure vorliegt, sollte man an die Gabe von ***Colchicum*** denken.

Gerstenkorn

Manche Menschen leiden unter häufigen Gerstenkörnern, die mitunter erhebliche Beschwerden machen können. Eigentlich sind wiederkehrende Gerstenkörner Ausdruck eines Ungleichgewichts, also möglicherweise einer chronischen Krankheit, die professionell homöopathisch behandelt werden sollte.

Um in akuten Fällen zu helfen, kann man zwischen zwei Mitteln wählen, die gut zur Behandlung des Gerstenkornes geeignet sind.

• Pulsatilla

Meist ist das betroffene Augenlid entzündet und geschwollen (bevorzugt das Oberlid). Es kann eine milde, eitrige Absonderung bestehen. Wenn gleichzeitig Jucken und Brennen vorhanden sind, lindern kalte Anwendungen.

• Staphisagria

Meist ist das Auge selbst nicht deutlich entzündet. Wenn trotzdem brennende Schmerzen bestehen, so lindern warme Anwendungen. Dem Gerstenkorn vorangegangen ist manchmal eine Phase stärkerer, vor allem seelischer Belastung.

Geruchsverlust

Akuter Geruchsverlust tritt häufig im Zusammenhang mit Infektionen der Atemwege auf (s. a. „Geschmacksverlust"). Eine gute homöopathische Behandlung der Atemwegsinfektion wird meist auch das Geruchsvermögen wieder herstellen (s. „Corona", „Erkältungskrankheiten").

Wenn eine homöopathische Behandlung der Infektion die Geruchsstörung nicht ausreichend bessert, sind die folgenden Mittel zu überlegen:

• Nux vomica

Ein Mittel für alle Fälle von Folgen von Infektionen, besonders wenn schon viele nicht-homöopathische Mittel angewandt wurden, also z.B. Fieber senkende Mittel, Grippemittel oder Antibiotika.
Eine besonders nachts verstopfte Nase und/oder eine Reizbarkeit des Patienten weisen auch auf ***Nux vomica*** hin. Dem Patienten ist schnell zu kalt.

• Pulsatilla

Pulsatilla ist das Hauptmittel, wenn der Geruchs- und/oder Geschmackssinn bei Erkältungskrankheiten vermindert ist. Die Patienten sind durstlos und ihnen ist schnell zu warm. Das Mittel hilft sowohl während der Erkrankung, als auch wenn die Störungen nach der eigentlichen Infektion nicht verschwunden sind.

• Phosphorus

Wenn beim akuten Infekt ***Arsenicum album*** oder ***Bryonia*** geholfen haben, hilft bei Folgebeschwerden, also auch Geruchsverlust, ***Phosphorus***. Blutiger Schnupfen oder gar Nasenbluten weisen auf ***Phosphorus*** hin. Nachts Durst.

• Sulphur

Schwefel (Sulphur) ist ein Mittel, das man bei allen Beschwerden durch und nach Infektionen einsetzen kann, wenn sonst kein typisches Heilmittel zu finden ist.
Den Patienten ist schnell zu warm und sie haben manchmal vermehrt Verlangen nach Süßem.

Störungen des Geruchsvermögens durch **Nervenerkrankungen** brauchen professionelle Behandlung.

Geschmacksverlust

Akuter Geschmacksverlust tritt häufig im Zusammenhang mit Infektionen der Atemwege auf (s. a. „Geruchsverlust"). Eine gute homöopathische Behandlung der Atemwegsinfektion wird meist auch das Geschmacksvermögen wieder herstellen (s. „Corona", „Erkältungskrankheiten").

Wenn eine homöopathische Behandlung der Infektion die Geschmacksstörung nicht ausreichend bessert, sind die folgenden Mittel zu überlegen:

• Natrium muriaticum

Wässriger Schnupfen oder verstopfte Nase. Das Hauptmittel, wenn ein Geschmacksverlust vorliegt.

- Pulsatilla

Pulsatilla ist ein wichtiges Mittel, wenn der Geschmacks- und/oder Geruchssinn bei Erkältungskrankheiten vermindert ist. Die Patienten sind durstlos und ihnen ist schnell zu warm. Das Mittel hilft sowohl während der Erkrankung als auch wenn die Störungen nach der eigentlichen Infektion nicht verschwunden sind.

- Phosphorus

Wenn beim akuten Infekt ***Arsenicum album*** oder ***Bryonia*** geholfen haben, hilft bei Folgebeschwerden, also auch bei Geschmackssverlust, ***Phosphorus***. Blutiger Schnupfen oder gar Nasenbluten weisen auf ***Phosphorus*** hin. Nachts viel Durst.

- Sulphur

Schwefel (Sulphur) ist ein Mittel, das man bei allen Beschwerden durch und nach Infektionen einsetzen kann, wenn kein typisches Heilmittel zu finden ist.
Die Patienten sind eher warm und haben manchmal vermehrt Verlangen nach Süßem.

Störungen des Geschmacks durch **Nervenerkrankungen** brauchen professionelle Behandlung.

Gichtanfall

Hinweise zur Notfallbehandlung eines Gichtanfalles finden Sie unter dem Stichwort „Gelenkschmerzen“. Besonders das Mittel ***Colchicum*** kann hier helfen.

Grippe

Die akute Behandlung der üblichen Grippe finden Sie unter dem Stichwort „Erkältungskrankheiten".

Wenn jedoch ein schwereres Krankheitsbild, also z.B. eine Influenza auftritt, eventuell mit höherem Fieber, sollte sofort eine homöopathische Behandlung mit den unter dem Stichwort „Fieber" genannten Mitteln erfolgen. Wenn Husten im Vordergrund der Beschwerden steht, können Sie mit den entsprechenden Mitteln aus dem Stichwort „Husten" beginnen.

Allgemeine Maßnahmen wie Ruhe, viel Trinken usw. sollten selbstverständlich sein. Wenn es gelingt, die Grippe homöopathisch zu heilen, werden Rückfälle oder Folgekrankheiten seltener auftreten, als wenn man mit chemischen Schmerz- und Fiebermitteln die Beschwerden – leider eben auch die Abwehrkraft – des Körpers unterdrückt.

Wenn Sie eine Erkrankung an Influenza vermeiden wollen, können Sie vor der Grippesaison vorbeugen.

- Influenzinum

Dieses Mittel, einmalig in der C200 genommen, wird eine Ansteckung verhindern oder extrem leicht verlaufen lassen. Evtl. Wiederholung im Laufe des Winters nach drei Monaten. Menschen, die wegen anderer Erkrankungen besonders infektgefährdet sind, können ***Influenzinum*** alle vier Wochen einmal nehmen. Diese gefährdete Menschengruppe sollte auch, wie im Stichwort „Erkältungskrankheiten" beschrieben, jeden beginnenden Infekt sofort homöopathisch behandeln.

Ein Herpes zoster (Gürtelrose) wird durch das im Körper verbliebene Windpockenvirus ausgelöst. Zunächst treten Schmerzen in einem bestimmten Hautgebiet auf, in dem sich einige Zeit später mit Flüssigkeit gefüllte Bläschen zeigen. Besondere Vorsicht und schnelle Arztvorstellung ist bei Auftreten am Kopf und im Gesicht geboten.

Von Vielen gefürchtet ist die sich manchmal anschließende Post-Zoster-Neuralgie, die mit der Gabe eines bestimmten homöopathischen Mittels (s. u.) sehr gut behandelt werden kann.

Bei der Behandlung der akuten Gürtelrose kann man die folgenden homöopathischen Mittel anhand der Kälte- oder Wärmebesserung unterscheiden.

Wärme bessert die Beschwerden:

- Arsenicum album

Die Schmerzen sind brennend, nachts deutlich schlechter, besonders zwischen 1 und 3 Uhr. Der Patient ist unruhig und ängstlich, hat viel Durst, mag aber nur in kleinen Schlucken trinken. Die Anwendungen können nicht heiß genug sein. Die Bläschen werden manchmal im Verlauf schwarz.

- Rhus toxicodendron

Taubheitsgefühl begleitet die Schmerzen, Schmerz vor Auftreten des Hautausschlages, als hätte man sich verrenkt, z.B. Rückenschmerzen. Die Haut ist gerötet, die Bläschen dunkelrot, sie werden eitrig. Verschlimmerung durch kalte Luft, Besserung durch feucht-heiße Kompressen.

Kälte bessert die Beschwerden:

- Apis

Brennende oder stechende Schmerzen. Hellrosa Schwellung des betroffenen Gebietes. Die Bläschen sind wasserhaltig.

- Cantharis

Schmerzen wie durch eine Verbrennung. Juckreiz. Die Bläschen sind eher groß und gehen ineinander über.

Wenn keines der bisher genannten Mitteln die Beschwerden zutreffend beschreibt, können noch drei weitere Arzneien in Erwägung gezogen werden:

- Mezereum

Der Schmerzcharakter ist unterschiedlich, meistens brennend. Ausgeprägter Juckreiz wird von Frösteln und großer Empfindlichkeit gegen kalte Luft begleitet. Juckreiz verschlechtert durch Bettwärme. Die Bläschen sind mit gelbem Sekret gefüllt. Wenn diese platzen, bilden sich evtl. dicke Borken, unter denen Eiter herausläuft.

- Ranunculus bulbosus

Der Schmerz ist brennend und von Juckreiz begleitet. Berührung des betroffenen Areals verstärkt die Beschwerden. Die Bläschen sind bläulich und manchmal mit Blut gefüllt.

- Silicea

Wenn die Gürtelrose nach einer Impfung – vorzugsweise einer Corona-Impfung – aufgetreten ist und keines der vorgenannten Mittel deutlich infrage kommt, unbedingt zunächst *Silicea* mindestens einmalig geben.

Post-Zoster-Neuralgie

Manchmal bleibt nach einer Gürtelrose eine Neuralgie bestehen. Hier hilft die Windpocken Nosode, die ***Varizellen-Nosode*** (s. Kapitel „Nosoden"). Eine einmalige Gabe in der Potenz C200 kann auch bei schon länger andauernden Beschwerden wunderbare Hilfe leisten.

Ein Hinweis noch für alle, die sich schon etwas mehr mit homöopathischen Mitteln beschäftigt haben: Aus einem Tropfen Blut des Patienten kann man ein homöopathisches Mittel herstellen, das sogenannte homöopathische Eigenblut. Dieses homöopathische Eigenblut kann bei Zoster, bei anderen Infektionskrankheiten und bei Allergien, besonders Heuschnupfen, erstaunliche Wirkungen haben. Wie dieses Mittel hergestellt wird und wie man es anwendet, erkläre ich im Kapitel „Herstellung potenzierter Substanzen".

Hämorrhoiden

Hämorrhoiden können homöopathisch sehr gut behandelt werden. Sie sind meist Ausdruck einer allgemeinen Störung, weswegen eine Heilung am sichersten durch eine kompetente, den ganzen Menschen umfassende Behandlung gelingt.

Trotzdem kann schnelle Linderung durch folgende Mittel erfolgen:

- Aesculus hippocastanum

Die großen, dunkelrot bis bläulichen inneren und äußeren Hämorrhoiden machen durch Wärme (z.B. nachts im Bett) mehr Beschwerden, z.B. Jucken. Kühlende Maßnahmen helfen. Gut wirksam bei Hämorrhoiden während der Schwangerschaft.

- Hamamelis

Deutliche Neigung zum Bluten. Hämorrhoiden schlimmer nach der Entbindung.

Halsschmerzen

Halsweh tritt oft vor oder bei Beginn eines Virusinfektes (landläufig Grippe genannt) auf. Ein Blick in den Rachen zeigt, ob eine Entzündung mit oder ohne Eiterung der Mandeln vorliegt. Ist keine Eiterung sichtbar, kommen Maßnahmen wie Tragen eines Schals, Gurgeln mit Salbeitee oder auch Anlegen eines Wickels (Zwiebel- oder Kartoffelwickel) in Frage. Sind die Mandeln mit betroffen, gilt das unter dem Stichwort „Mandelentzündung" Gesagte.

Die vorwiegend bei Kindern vorkommende Mundentzündung (Stomatitis aphtosa) finden Sie unter dem Stichwort „Mundentzündungen".

Hautkrankheiten

Obwohl Hautkrankheiten in vielen Fällen schlimm aussehen können, sind sie doch in der Regel nicht gefährlich, wenn man von bösartigen oder anderen hautzerstörenden Hautkrankheiten absieht.

Homöopathisch gesehen erklärt sich das so, dass alle gutartigen Veränderungen der Haut den Gesamtorganismus wenig oder gar nicht angreifen. Im Gegenteil, oft sind schwere innere Krankheiten verlangsamt oder ohne Symptome, solange die Hautkrankheit ungestört bestehen kann.

Erst wenn man durch Salben (z.B. Cortison) oder Operationen (Warzen) gutartige Hautsymptome „wegmacht“, kann eine zuvor beschwichtigte innere Erkrankung wieder aktiv werden.

Wenn es jedoch gelingt, über eine tiefgehende (chronische) homöopathische Behandlung die Hautkrankheit zu heilen und nicht bloß zu unterdrücken, besteht keine Gefahr, dass eine schwerere Erkrankung auflodert.

Das ist auch der Grund, warum Homöopathen in der Regel von Salben und von Entfernungen harmloser Wucherungen abraten. Auch homöopathische Mittel, die nur die Symptome der Hautkrankheit entfernen, die Hautkrankheit aber nicht heilen, sollte man nur in Ausnahmefällen anwenden.

Solche Ausnahmefälle können z.B. sehr akute Störungen sein (z.B. Druckblasen an der Ferse s. „Blasen“) oder extrem beschwerliche Erkrankungen (z.B. Zoster s. „Gürtelrose“ - dort werden aber Mittel empfohlen, die die Zosterkrankheit auch heilen und nicht bloß unterdrücken).

• Nosoden

Ein Selbstbehandlungsversuch kann dann unternommen werden, wenn eine klare Ursache der Hautkrankheit, z.B. eines Ekzems, besteht.
Wenn dieses durch eine Impfung entstanden ist, kann die Impfnosode heilen. Wenn ein toxischer Stoff die Ursache ist, kann dieser als Nosode eingenommen werden (s. Kapitel “Nosoden“).

• Homöopathisches Eigenblut

Wenn extremer Juckreiz besteht oder ein sehr heftiger Verlauf, kann die sofortige Anwendung von homöopathischem Eigenblut große Linderung bringen, ohne zu unterdrücken (s. Kapitel „Herstellung potenzierter Substanzen").

- Pyrogenium

Es gibt therapeutisch schwierige Entzündungen der Haut mit Eiterungen und starker Beeinträchtigung der Patienten. Ein Versuch mit ***Pyrogenium*** C 200 1 x / Tag (nicht länger als eine Woche) kann hier wahre Wunder gegen die umfangreiche Superinfektion bewirken.

Für die Heilung von Hautkrankheiten wird man in der Regel nicht ohne die Hilfe von erfahrenen Homöopathen auskommen.

Heiserkeit

Manche Menschen leiden unter immer wiederkehrender Heiserkeit. Wenn ernste Erkrankungen der Stimmbänder ausgeschlossen sind, können zwei homöopathische Mittel mit guten Erfolgsaussichten versucht werden.

- Phosphorus

Meist abends oder nach vielem Reden oder Singen. Auch vorbeugend vor längerem Reden oder Singen, um Überlastungsheiserkeit vorzubeugen. Kalte Luft verschlechtert. Manchmal mit Schmerzen im Kehlkopf.

- Causticum

Chronische Heiserkeit unbekannter Ursache. Heiserkeit nach Erkältung und/oder Überlastung. Besserung durch kalte Getränke.

Herpes

Die homöopathische Behandlung des Herpes sollte man nicht selber versuchen. Diese Viruserkrankung ist Ausdruck einer chronischen Störung, die auch als solche behandelt werden muss. Trotzdem kann man sich ausnahmsweise im akuten Fall helfen, indem man die betroffene Stelle mit hochprozentigem Alkohol abtupft, sobald das typische Spannen und Brennen spürbar wird.

Wenn keine professionelle Hilfe möglich ist, können die folgenden tief wirksamen Mittel versucht werden:

• Tuberculinum

Für Menschen, die immer wieder und häufig ohne deutlichen Anlass Lippenherpes bekommen.
Einmalig C 200.

• Natrium muriaticum

Wenn durch schon relativ geringe Sonnenbestrahlung jedesmal ein Lippenherpes auftritt, zeigt die Einmalgabe der C 200, ob der Herpes seltener auftritt. Wenn er seltener wird, kann ***Natrium muriaticum*** einmal im Monat wiederholt werden, bis kompetente homöopathische Hilfe gefunden ist.

Herzbeschwerden

Mit Herzbeschwerden ist nicht zu spaßen, weswegen man im Zweifelsfall eine vernünftige ärztliche Diagnostik durchführen lassen sollte.

Die Homöopathie bietet Hilfe für funktionelle, also ungefährliche Herzbeschwerden, außerdem vorbeugende Hilfe und auch Notfallunterstützung parallel zu konventionellen Behandlungen.

Alle Herzerkrankungen können durch erfahrene Homöopathen erfolgreich (mit-)behandelt werden.

Bei funktionellen Herzbeschwerden bieten sich zur Selbst-(mit-)behandlung folgende Mittel an:

- Phosphorus

Bei Angst trotz gutem Untersuchungsbefund. Bei verstärktem Empfinden von eher leichten Beschwerden. Wenn Trost und Zuwendung die Beschwerden deutlich verbessern.
Der Patient hat Durst und friert leicht.

- Pulsatilla

Wie bei ***Phosphorus***: Bei Angst trotz gutem Untersuchungsbefund. Bei verstärktem Empfinden von eher leichten Beschwerden. Wenn Trost und Zuwendung die Beschwerden deutlich verbessern.
Im Gegensatz zu ***Phosphorus*** ist der Patient durstlos und er verlangt frische Luft, weil ihm leicht zu warm ist.

- Ignatia

Wenn die Herzbeschwerden (Herzklopfen, Enge, Schmerzen, Unwohlsein) hervorgerufen wurden durch das Erlebnis einer Kränkung, eines Schrecks oder einer anderen starken Emotion. Häufig haben die Betroffenen ein Kloßgefühl im Hals oder hinter dem Brustbein.

Wir sollten unser Herz immer pfleglich behandeln. Wenn es aus welchen Gründen auch immer anfängt schwächer zu werden, eine konventionelle Herzinsuffizienz-Behandlung jedoch noch nicht angezeigt ist, können wir auch homöopathisch helfen:

- **Crataegus**

Der Weißdorn ist ein Mittel, das bereits ohne homöopathische Potenzierung sehr viel Gutes für das Herz tut. Täglich ein- bis dreimal 10 Tropfen der Urtinktur eingenommen, verhindert bzw. lindert bereits Herzschwäche, Herzrhythmusstörungen und bessert die Herzdurchblutung. Es kann also bei und nach jeder Herzkrankheit als „Herzstärkung" eingenommen werden. Überdosierungen sind bei dieser Einnahme nicht zu erwarten, eine Information des behandelnden Kardiologen sollte trotzdem erfolgen.

Herzklopfen

Herzklopfen kann Ausdruck einer Herz- oder anderen Erkrankung sein und sollte entsprechend untersucht und behandelt werden. Wenn jedoch keine organische Ursache feststellbar ist und das Herzklopfen „bis in den Hals" zu gehen scheint, hilft:

- **Strophantus**

Heftiges Herzklopfen, oft bis in den Hals. Häufig durch Aufregung (s. „Lampenfieber").
Aber auch wenn es z.B. bei Schilddrüsenüberfunktion oder bei Herzerkrankungen trotz guter konventioneller Behandlung plötzlich zu heftigem Herzklopfen kommt, kann ***Strophantus*** als Sofortgabe und Wiederholung alle fünf Minuten aus der Verdünnung im Wasserglas (s. Kapitel „Die Mittelgabe") segensreich wirken.

Herzinfarkt

Ein Herzinfarkt braucht natürlich sofortige intensivmedizinische Behandlung. Oft vergeht aber bis zum Behandlungsbeginn einige Zeit, die wir homöopathisch nutzen sollten.

• Aconitum

Fast immer stehen beim Herzinfarkt Angst und Stress im Vordergrund, weswegen ***Aconitum*** das erste Mittel ist, das der Patient braucht. Es wird ihm Ruhe und Entspannung bringen. Direkt danach sollte immer ***Arnica*** gegeben werden.
Auch wenn es sich um keinen Herzinfarkt, sondern um einen schweren Angina pectoris Anfall gehandelt hat, ist ***Aconitum*** sehr hilfreich.

• Arnica

Die sofortige Gabe nach ***Aconitum*** und die Wiederholung der C 200 alle fünf Minuten. Wer ***Arnica*** XM oder eine höhere Potenz zur Verfügung hat, sollte diese geben.

Heuschnupfen

Heuschnupfen lässt sich homöopathisch sehr gut behandeln. Professionelle homöopathische Hilfe sollte jedoch gesucht werden.

Zur Selbstbehandlung eignet sich die besonders bei Kindern bewährte und praktisch immer wirksame Gabe von **homöopathischem Eigenblut**. Spätestens nach der Gabe der C 11 (s. „Herstellung potenzierter Substanzen") ist der Heuschnupfen – zumindest für diese Saison – geheilt.

Die zunehmende Hitze, auch in unseren Breiten im Sommer, kann von gesunden Menschen, wenn sie sich entsprechend verhalten, gut ertragen werden. Also viel trinken, viel Schatten, weniger körperliche Anstrengung.

Bei Menschen mit Vorerkrankungen ist die Anpassung trotz veränderten Verhaltens oft nicht so gut möglich. Dann kann es zur Verschlechterung der bestehenden Grundkrankheiten kommen. Homöopathisch kann man so helfen:

Zuviel Hitze

- Opium

Wenn das Bewusstsein bereits eintrübt; wenn die Urinausscheidung nachlässt.

- Natrium carbonicum

Besonders, wenn zuviel Sonne die Ursache für die Beschwerden oder die Verschlechterung einer bestehenden Krankheit ist.

Zuviel geschwitzt, zu wenig getrunken

- Selenium

Wenn die Überhitzung vorwiegend durch die Sonnenbestrahlung entstanden ist.

- China

Wenn der Flüssigkeitsverlust die Hauptursache für Schwäche und/oder Verschlechterung von Erkrankungen ist.

Weitere Hinweise zur Behandlung von Hitzefolgen finden Sie auch unter dem Stichwort „Sonnenstich“.

Hodenhochstand

Ein Hodenhochstand sollte immer bis zum Ende des ersten Lebensjahres beseitigt werden. Häufig geschieht dies durch eine Operation. Man kann dieses eine Jahr des Zuwartens bis zur Operation zu einer homöopathischen Behandlung nutzen. Nicht nur die Pendel- oder Gleithoden können so rechtzeitig dauerhaft in ihre richtige Position gebracht werden, auch echte Hodenhochstände können manchmal durch die homöopathische Behandlung beseitigt werden.

Bevor mit professioneller homöopathischer Hilfe die Behandlung begonnen wird, können Eltern auch einen eigenen Behandlungsversuch machen, zumal es ja nicht immer einfach ist, gleich einen Termin beim Homöopathen zu finden. Dazu gibt man eines der vorgeschlagenen Mittel C 200 einmal pro Woche vier Wochen lang. Spätestens danach sollte sich eine Veränderung zeigen. Wenn nicht, schließt sich jetzt die professionelle homöopathische Behandlung an, bei der das für das Kind insgesamt passende Mittel gegeben wird. Die Heilchancen mit dieser Behandlung sind sehr gut.

Hier die Mittel für die probeweise Sofortbehandlung:

- Apis

Hodenhochstand, Pendel- oder Gleithoden rechts.

- Lachesis

Hodenhochstand, Pendel- oder Gleithoden links.

Höhenkrankheit

Schnelle Seilbahnfahrten in große Höhen, Skifahren über 3000 m und natürlich Hochtouren im Gebirge über 4000 m können auch bei Geübten zur Höhenkrankheit führen. Es gibt homöopathische Hilfe:

- Argentum nitricum

Bei Höhenkrankheit, besonders von Ungeübten, und bei vorhandener Höhenangst und Neigung zu Schwindel kann man ***Argentum nitricum*** am Vortag des Aufenthaltes in großer Höhe und 1 x 3 Globuli C 200 während des Aufenthaltes einnehmen. Hilft besonders gut bei Menschen, die auch sonst unter Lampenfieber und anderen Ängsten leiden und die gerne Süßes essen, dieses aber schlecht vertragen.

- Coca

Von den Indios in Südamerika kennen wir ein hervorragendes Heilmittel gegen die Höhenkrankheit, die mit Schwindel, Herzklopfen und Kopfschmerzen mit bis zu unter Umständen lebensgefährlichen Atemstörungen einhergeht: Cocablätter. Die Indios kauen diese und können damit in über 4000 m Höhe arbeiten und vor allem schlafen. Homöopathisch kann man ***Coca*** in der C 30 oder C 200 anwenden.

Husten

Die homöopathische Behandlung des Hustens kann sehr erfolgreich sein. In der Regel sind jedoch gute Kenntnisse der Homöopathie für eine erfolgreiche Behandlung notwendig. Wenn der Husten im Rahmen eines fieberhaften Infektes oder einer Grippe auftritt, so sehen Sie bitte unter den Stichworten „Fieber“ und „Erkältungskrankheiten“ nach. Weitere Hustenmittel finden Sie unter den Stichworten „Keuchhusten“ und „Pseudokrupp“.

Hier einige häufige Hustenmittel, besonders bei Influenza und Corona:

- Bryonia

Trockener Husten. Stechende Schmerzen beim Husten. Besser beim Aufsitzen. Festes Drücken an den Brustkorb lindert die Schmerzen beim Husten. Meist Durst und auch Reizbarkeit.

- Phosphorus

Husten verschlechtert beim Reden, in kalter Luft, bei Linkslage. Heiserkeit. Hilft, nachdem die Wirkung von ***Bryonia*** nachgelassen hat. Trostverlangen und Besserung der Beschwerden durch Trost und Gesellschaft.

- Antimonium tartaricum

Husten mit Atemnot. Starke Rasselgeräusche auf der Brust trotz relativ trockenen Hustens. Verschlechterung in den Morgenstunden. Besserung beim Aufsitzen. Die Zunge ist belegt.

- Hyoscyamus niger

Dieses Mittel ist angezeigt, wenn der Reizhusten des Patienten die Familie die ganze Nacht wach hält. Wir hören einen trockenen, spastischen Husten, der besonders nachts nach dem Hinlegen auftritt und beim Aufsitzen besser wird. Manchmal wird der Hustenreiz durch ein Jucken im Rachen ausgelöst. Es kann das eigentümliche Gefühl bestehen, als ob das Zäpfchen zu lang sei.

- Ipecacuanha

Bei Husten von Kindern häufig angezeigt. Pfeifende Atemgeräusche, auch Rasseln auf der Brust. Übelkeit, manchmal Erbrechen. Die Zunge ist nicht belegt. Häufig Nasenbluten.

Hydrothorax

Lungenwasser oder Hydrothorax ist ein komplexes Krankheitsbild, das meist im Zusammenhang mit anderen z.T. schweren Krankheiten auftritt. In manchen Fällen, in denen das Wasser nach Punktionen trotz vieler anderer therapeutischer Bemühungen immer nachläuft, kann zumindest für einige Zeit eine Verringerung der Wasserproduktion erzielt werden.

Zwei Mittel können da helfen:

- ### Apis

Wenn der Patient trotz des großen Flüssigkeitsverlustes ausgesprochen durstlos ist. Erst einmal als Einmal-Standard-Gabe einnehmen, danach täglich als Lösung aus dem Wasserglas (s. Kapitel „Die Mittelgabe“).

- ### Apocynum cannabinum

Im Unterschied zu ***Apis*** hat der Patient jedoch großen Durst. Gleiche Einnahme wie bei ***Apis***.

Impfschäden

Wenn es erst einmal zu Impfnebenwirkungen oder gar einem Impfschaden gekommen ist, sollte unbedingt professionelle homöopathische ärztliche Hilfe gesucht werden. In jedem Fall sollten Nebenwirkungen oder Impfschäden von einem Arzt auch dokumentiert werden.

Leider ist es für viele Menschen nicht so einfach, schnell kompetente homöopathische Behandlung zu bekommen. Da bei Impffolgeerkrankungen jedoch der Faktor Zeit eine Rolle spielt, kann und sollte man auch als Laie erste homöopathische Maßnahmen treffen, um Schlimmeres zu verhindern.

- Impfnosode

Impfnosoden (s. Kapitel „Nosoden“) können von allen Impfstoffen hergestellt werden. Man sollte sie in der C 200 am besten vorbeugend (s. „Impfungen“), spätestens jedoch beim Auftreten von Nebenwirkungen jeden Schweregrades zunächst einmalig einnehmen. Auch leichte Nebenwirkungen, sogenannte Impfreaktionen, sind ernst zu nehmen, da sie auf eine zunächst noch leichte Schädigung hinweisen.
Sollte die Impfreaktion nicht vergehen oder gar schlimmer werden, muss die Impfnosode ein- bis dreimal wiederholt werden.
Auch Patienten, die bereits länger unter Impfschäden leiden, sollten immer als erstes die entsprechende Impfnosode C 200 dreimal im Abstand von drei Tagen einnehmen. Beschwerden, die trotz Einnahme der Impfnosode nicht besser werden, brauchen professionelle homöopathische Behandlung.

Für einige häufige Nebenwirkungen und Erstreaktionen empfehle ich jedoch eine sofortige Selbstbehandlung. Das ist immer noch besser, als nichts zu tun oder Symptome bloß zu unterdrücken.

Impfreaktion an der Impfstelle

Wenn wir die Impfstelle genau anschauen, werden wir aufgrund der unterschiedlichen Symptome erkennen, welches Mittel am besten helfen wird. Wir geben es in der C200 zunächst einmalig. Innerhalb von 12 Stunden sollte eine Besserung zu sehen sein. Wenn nicht, Wiederholung des Mittels alle 12 Stunden bis zur deutlichen Besserung, max. zwei Tage lang. Dann spontane Heilung abwarten.

• Aconitum

Als erstes Mittel, wenn die örtliche Reaktion sehr plötzlich und heftig ist und begleitend ein hohes Fieber entsteht.

• Belladonna

Im Vordergrund steht die auffallend starke Rötung.

• Arnica

Prellungsgefühl und evtl. Bluterguss stehen im Vordergrund.

• Apis

Zu beobachten ist eine heiße Schwellung, die ein kalter Umschlag deutlich lindert.

• Ledum

Nicht-heiße Schwellung. Wie bei *Apis* lindert ein kalter Umschlag deutlich.

Impfreaktion des ganzen Körpers

Wenn der ganze Körper stark auf die Impfung reagiert, ist schnelle Hilfe angezeigt, da die Gefahr eines beginnenden Impfschadens gegeben ist.

Die passenden Mittel wählen wir je nach den Symptomen, die im Vordergrund stehen und geben sie ähnlich wie bei der örtlichen Impfreaktion beschrieben.

Wenn **Schmerzen im Vordergrund** stehen, kommen die folgenden Mittel infrage:

• Nux vomica

Besonders im Kopf.

• Gelsemium

Besonders im Kopf, mit „Benebeltsein" oder geistiger Schwäche.

• Rhus toxicodendron

Besonders Gelenke betroffen, auch mit Steifheit. Häufig schmerzende Muskeln. Alles besser bei Wärme und wenn man in Bewegung ist .

• Ledum

Besonders die Gelenke sind betroffen, auch mit Steifheit. Häufig schmerzende Muskeln. Wärme bessert nicht, eher ist Kälte angenehm.

• Arnica

Besonders die Gelenke sind betroffen, auch mit Steifheit. Schmerzende Muskeln mit Zerschlagenheitsgefühl.

• Eupatorium perfoliatum

Besonders die Knochen sind betroffen (wie „zerbrochen"), auch Muskelschmerzen.

Wenn **Schwäche im Vordergrund** steht, kommen die folgenden zwei Mittel infrage:

- Silicea

Müdigkeit, Lustlosigkeit und Schwäche; gleichzeitig sehr fröstelig.

- Sulphur

Müdigkeit, Lustlosigkeit und Schwäche; gleichzeitig nicht fröstelig.

Wenn **allgemeine Grippesymptome im Vordergrund** stehen, bieten sich folgende Mittel an:

- Eupatorium perfoliatum

Mit auffallenden Knochenschmerzen (wie „zerbrochen").

- Gelsemium

Mit deutlichem „Benebeltsein".

- Aconitum

Mit mittlerem bis hohem Fieber.

Wenn Sie sich nicht klar für eines der oben aufgeführten Mittel entscheiden können, sollten Sie zumindest ***Silicea*** C 200 geben. Am besten einmal pro Tag, drei Tage lang. Besonders gut wirkt ***Silicea***, falls es im Rahmen einer Impfung zum Ausbruch einer Gürtelrose gekommen ist (s. „Gürtelrose").

Impfschäden nach mRNA-Impfungen

Da diese Impfungen keine konventionellen Impfungen sind, sondern am ehesten als Gentherapien bezeichnet werden können, gibt es bei diesen „Impfungen“ auch spezielle Nebenwirkungen, die mit dafür spezifischen Mitteln behandelt und häufig geheilt werden können.

Einzelheiten zu dieser etwas spezielleren homöopathischen Behandlung können Betroffene meinem Buch „Corona-Impfung – und jetzt?“ entnehmen.

Impfungen

Das Thema Impfungen ist nicht erst seit der Corona-Pandemie sehr brisant. Bereits Ende des 18. Jahrhunderts wurde als erste Impfung die Pockenimpfung eingeführt. Schon bald wurde sie zur Pflichtimpfung und blieb es in der Bundesrepublik Deutschland bis 1982. Trotz z.T. dramatischer, teils lebenszerstörender Nebenwirkungen schätzte man die Gefahr eines Pockenausbruchs als so gefährlich ein, dass man die Impfpflicht so lange beibehielt.

Bei den meisten modernen Impfungen sind die schweren Nebenwirkungen zum Teil deutlich seltener als bei der Pockenimpfung, wobei z. Z. nur noch die Masernimpfung eine Pflichtimpfung ist. Trotzdem ist auch heute noch (nicht nur juristisch) jede Impfung eine Körperverletzung, die Ärzte nur mit Einverständnis von Patienten bzw. Erziehungsberechtigten und nach umfassender Aufklärung durchführen dürfen.

Impfungen haben in der konventionellen Medizin einen hohen Stellenwert, weil sie vor Krankheiten schützen sollen, für die keine gute Heilbehandlung zur Verfügung steht.

Homöopathische Ärztinnen und Ärzte hingegen haben aufgrund ihrer zusätzlichen homöopathischen Ausbildung genügend Heilmittel zur Verfügung, um Patienten ohne Angst vor unheilbaren Infektionen behandeln und beraten zu können. Insofern steht eigentlich das Thema Impfung in der homöopathischen Praxis nicht im Vordergrund.

Wenn Patienten sich oder ihre Kinder impfen lassen wollen, so kann die Homöopathie Mittel zur Verfügung stellen, die mögliche Impfnebenwirkungen zu verhindern helfen; außerdem Mittel, die Impffolgen und Impfschäden behandeln und nicht selten heilen können (s. „Impfschäden"). Wichtig in diesem Zusammenhang ist, ob die Impfung mit konventionellen Impfstoffen erfolgt (praktisch alle Impfungen) oder mit Substanzen, die in die Genetik eingreifen (z.B. mRNA-Impfstoffe oder Vektor-Impfstoffe wie bei den meisten Corona-Impfungen).

• Thuja

Thuja ist das klassische Mittel, das nicht nur bei der Pockenbehandlung hilfreich war, sondern auch weitgehend schwerere Impfnebenwirkungen verhindert hat. Bei allen konventionellen Impfungen kann man ***Thuja*** C 200 einige Stunden vor der Impfung einmalig einnehmen.
Auch eine Wiederholung von ***Thuja*** C 200 nach der Impfung kann weiteren Schutz vor Nebenwirkungen bieten.
Bei Vektor- und mRNA-Impfungen wirken Impfnosoden besser als ***Thuja***.

• Impfnosode

Impfnosoden (s. Kapitel „Nosoden") können von allen Impfstoffen hergestellt werden und bei allen Impfungen eingesetzt werden. Die Einnahme der C 200 sollte einmalig wenige Stunden **vor** der Impfung erfolgen und einmal **kurz danach**.

Eine mögliche Schutzwirkung der Impfung wird dadurch nicht beeinträchtigt.

Infektionskrankheiten und ihre Folgen

Infektionskrankheiten entstehen vorwiegend entweder durch Infektionen mit **Bakterien** oder durch **Viren**. Beide Formen können mit Homöopathie behandelt werden.

Bakterielle Infektion:
Eine gute homöopathische Behandlung führt oft zur Abheilung der bakteriellen Infektion, noch bevor ein Antibiotikum notwendig wird.

Virusinfektion:
Die Behandlung und meist Heilung von Virusinfekten gelingt mit homöopathischer Behandlung sehr sicher und nebenwirkungsfrei. Antibiotika helfen bei Virusinfekten nicht.

Leider werden immer noch viel zu häufig und eben auch falsch, nämlich bei Virusinfekten, Antibiotika eingenommen. Durch eine gute homöopathische Behandlung könnten Antibiotika-Mangel in den Apotheken und Resistenzen der Bakterien gegen Antibiotika wirksam bekämpft werden.

Bei **akuten Virusinfekten** ist die homöopathische Behandlung so erfolgversprechend, dass Ängste vor akuten Virusinfekten bei Nicht-Vorerkrankten nicht berechtigt sind. Das gilt nicht nur für die banalen Infekte („Husten, Schnupfen, Heiserkeit"), sondern auch für alle anderen bei uns vorkommenden Virusinfekte, also z.B. auch für Corona, Influenza oder Masern.

Wodurch auch immer es zu einer Infektion gekommen ist (Bakterien, Viren ...), in der Regel erfolgt die akute homöopathische Behandlung aufgrund der Beschwerden und nicht aufgrund des Namens des Erregers.

Unter den entprechenden Stichwörtern finden Sie schnell ein passendes Mittel für die Soforthilfe: „Corona“, „Fieber“, „Grippe“, „Gürtelrose“, „Halsschmerzen“, „Mandelentzündung“, „Husten“, „Kinderkrankheiten“, „Keuchhusten“, „Magen-Darm-Verstimmung“, „Scharlach“, „Schnupfen“, „Sepsis“, „Wunden“.

Folgekrankheiten nach Infektionen

Eine wichtige Hilfe gibt uns die Homöopathie auch bei den gar nicht so seltenen Folgekrankheiten von Infektionen. Long Covid und Post Covid sind dafür Beispiele. Aber schon immer gab es Spätfolgen von Infektionskrankheiten, wie z.B. nach Influenza, nach Zoster, Mononukleose oder auch nach Tuberkulose. Hier bietet die Homöopathie mit den sogenannten Krankheitsnosoden (s.a. Kapitel „Nosoden“) ein wirksames Gegenmittel bei chronischen Folgen von Infektionen, die einfach nicht vergehen wollen.

Im Folgenden sehen Sie eine Auflistung der Infektionskrankheiten mit unvollständiger Gesundung als Spät- und Dauerfolge mit dem ensprechenden Namen der dazu passenden Krankheits-Nosode:

- **Corona:** *Influenzinum*, *Corona-Nosode* **(Virusvariante gleichgültig)**

- **Frühsommer-Meningoenzephalitis:** *FSME-Nosode*

- **Hepatitis B:** *Hepatitis B Nosode*

- **Herpes Viren Infektion:** *Variolinum*, *Varizellen Nosode*

- **Influenza:** *Influenzinum*

› **Masern:** *Morbillinum*

› **Mononukleose (Pfeiffersches Drüsenfieber):** *EBV-Nosode, Carcinosinum*

› **Mumps:** *Parotidinum*

› **Röteln:** *Rubeolae Nosode*

Diese Nosoden sollte jede gute Apotheke besorgen können. Nach der einmaligen Einnahme der C200 folgt eine Beobachtungspause von einer Woche. Sollte keinerlei Besserung eintreten, kann die Nosode noch bis zu dreimal im wöchentlichen Abstand wiederholt werden. Wenn dann noch keine sichtbare Wirkung da ist, können erfahrene Homöopathen weiterhelfen.

Wir sollten also immer an den Einsatz einer Krankheits-Nosode denken, wenn der Patient nach einer der genannten Erkrankungen nicht mehr richtig gesund geworden ist.

Unabhängig von Infektionskrankheiten kann es andere Ursachen dafür geben, dass ein Mensch nur unvollständig gesund wird. Zwei Mittel sind hier zu beachten (Einmal-Standard-Gabe, evtl. mit mehrfacher Wiederholung):

- Carbo vegetabilis

Bei Folgen eines Krankenhausaufenthaltes mit vielen Behandlungen mit nur sehr langsamer Erholung.

- Natrium sulphuricum

Wenn Menschen vor sich „hinmickern" ohne eigentliche Krankheit, aber in der Vorgeschichte auffallend viele Kopfverletzungen hatten.

Insektenstiche

Die Wahl des Mittels hängt nicht davon ab, welches Insekt gestochen hat, sondern wie der Körper auf den Stich reagiert.

• Apis

Verletzungen durch Insektenstiche und -bisse sowie kleine andere Verletzungen, die zur Anschwellung des umgebenden Gewebes führen mit stechendem Schmerz, Juckreiz, Rötung und Überwärmung. Kalte Anwendungen lindern die Beschwerden.

• Ledum

Ähnlich wie bei ***Apis***, aber ohne die typische Schwellung und häufiger bei Insektenbissen als Insektenstichen. Manchmal fühlt sich die Stich- oder Bissstelle kalt an. Trotzdem lindert Kälte.

• Hypericum

Bei Stichen in sehr nervenreiches Gewebe, wie z.B. Lippen und Fingerspitzen.

• Arnica

Wenn die Bissstelle blutunterlaufen und leicht bläulich ist.

Ischias

Hinweise zur Behandlung des Ischias finden Sie unter dem Stichwort „Rückenschmerzen“.

Katastrophen

Schon immer hat sich die homöopathische Behandlung in schwierigen Zeiten bewährt. Die Mittel sind preisgünstig, leicht zu lagern und leicht herzustellen. Bei existentiell bedrohlichen Situationen kann man mit Homöopathie oft die akute Erkrankung oder Verletzung günstig beeinflussen und Zeit für andere, z.B. chirurgische, Behandlungen gewinnen.

Wichtige Mittel für solche Situationen finden Sie unter z.B. „Angst“, „Bestrahlungsfolgen“, „Erfrierungen“, „Geburt“, „Gehirnerschütterung“, Infektionskrankheiten“, „Kopfverletzungen“, „Ohnmacht“, „Operationen“, „Verbrennungen“ und „Verletzungen“.

Wichtig ist, dass man in unsicheren Zeiten eine homöopathische Apotheke zuhause hat, um sich und andere versorgen zu können. Eine Zusammenstellung der wichtigsten homöopathischen Mittel für Katastrophensituationen finden Sie im Teil „Meine Apotheke“.

Natürlich sind alle Infektionskrankheiten und ihre Folgen, die in Krisensituationen häufiger zu erwarten sind, sehr gut homöopathisch zu behandeln (s. „Infektionskrankheiten und ihre Folgen“).
Es gibt jedoch drei Infektionskrankheiten, die in „normalen“ Zeiten bei uns praktisch nicht vorkommen, in Katastrophenzeiten jedoch plötzlich auftreten können und die bei einem dann möglicherweise überlasteten Gesundheitssystem trotzdem dringend behandelt werden müssen.

Cholera

Der massive wässrige Durchfall und das Erbrechen führen zu allgemeiner Austrocknung, weswegen Infusionen zum

Flüssigkeitsersatz extrem notwendig sind. Allerdings kann durch sofortige homöopathische Behandlung die Cholera in kürzester Zeit geheilt werden. Auch für fortgeschrittene Stadien gibt es noch homöopathische Hilfe.

- Camphora

Während die Patienten stark frieren, meist im Anfangsstadium der Cholera. C 200 als Einmal-Standard-Gabe, dann solange alle fünf Minuten „aus dem Wasserglas" bis Besserung eintritt.

- Cuprum metallicum

In späteren Stadien der Cholera. Im Vordergrund stehen jetzt die Krämpfe. Gleiche Einnahme wie ***Camphora***.

- Veratrum album

Sehr fortgeschrittene Zustände. Extreme Durchfälle, extremes Erbrechen, extreme kalte Schweiße. Häufig mit Kollaps und Bewusstlosigkeit verbunden. Gleiche Einnahme wie ***Camphora***.

Typhus

Diese Infektion mit Bakterien (Salmonellen) wird meist durch verschmutztes Wasser oder verdorbene Nahrungsmittel übertragen. Es kommt nach Ausbruch der Krankheit zu plötzlichem hohen Fieber drei bis vier Tage nach Beginn der Symptome und dann meist auch zu furchtbar stinkenden Durchfällen.

Da in Katastrophenzeiten oft nicht genügend Antibiotika zur Verfügung stehen, sollte man gleich homöopathisch behandeln. Auch parallel zu Antibiotika ist die homöopathische Behandlung sinnvoll.

- Pyrogenium

Bei dem typischen plötzlich hohen Fieber mit extrem stinkenden Durchfällen hilft ***Pyrogenium***. Erstes Mittel, wenn keine anderen Mittel vorhanden sind. Auffallend für ***Pyrogenium***: Die Zunge der Patienten ist meist feuerrot, trocken und glatt.

- Arnica

Typische Typhussymptome. Die Patienten empfinden das Bett als zu hart, alles fühlt sich wund an, weswegen sie sich dauernd anders hinlegen. Auffallend für ***Arnica***: Obwohl die Patienten schwer krank sind, haben sie das Empfinden, „alles sei halb so schlimm".

- Baptisia

Typische Typhussymptome, jedoch besonders schneller Verlauf mit sofortiger Auftreibung des Bauches vor den anderen Symptomen. Ruhelos wie ***Arnica***. Häufig mit Benommenheit. Auffallend für ***Baptisia***: aufgetriebenes, violettes und wie berauscht aussehendes Gesicht.
Baptisia ist auch ein hilfreiches Mittel, wenn eine Vergiftung durch Gase in Abwasserkanälen besteht.

Diphterie

Diese schwere Entzündung der Mandeln (Tonsillen) ist in ausgeprägten Zuständen sehr gefährlich. Homöopathisch wählen wir aus den unter den Stichwörtern „Mandelentzündung" und „Pfeiffersches Drüsenfieber" angegebenen Mitteln.

Zwei Mittel sind dabei besonders zu beachten:

• Apis

Der Rachen ist hellrot geschwollen, „wie lackiert". Das Zäpfchen ist gleichfalls geschwollen und wirkt dadurch wie verlängert. Der Hals ist extrem berührungsempfindlich.

• Mercurius cyanatus

Sehr schnelles Fortschreiten der Erkrankung mit großer Entkräftung. Der Schleimhautbelag ist gräulich und sieht aus wie eine Membran. Die Zunge ist dick belegt. Fauliger Atemgeruch. Lauwarme Getränke können am ehesten geschluckt werden.

Ein weiteres Mittel ist noch zu beachten:

• Diphterinum (Diphterie-Nosode)

Ähnlich wie das „Diphterie-Serum" in der konventionellen Medizin kann die homöopathische Nosode ***Diphterinum*** bei dramatischen Verläufen eingesetzt werden. Nur bei diesen geradezu bösartigen Verläufen darf die Nosode ***Diphterinum*** **ausnahmsweise während** der Erkrankung eingesetzt werden. Einmal pro Tag bis zu Beginn der Besserung, dann abwarten.
Ansonsten kann ***Diphterinum*** vorbeugend gegeben werden, wenn Infektionsgefahr besteht. Oder nach der eigentlichen akuten Erkrankung, wenn Beschwerden nicht weichen wollen.

Schock

Drei Mittel sollten in Schocksituation (nicht nur bei Katastrophen) immer direkt griffbereit sein:

- Aconitum

Bei allen akuten Schock und Paniksituationen mit viel Angst.

- Arnica

Bei allen akuten Schock- und Paniksituationen, bei denen gleichzeitig Verletzungen vorliegen und im Vordergrund stehen.

- Opium

Bei allen akuten Schock und Paniksituationen, bei denen eine Schockstarre oder ein betäubungsähnlicher Schockzustand vorliegen.

Nahrungsmittelvergiftung

Die passenden Mittel finden Sie unter dem Stichwort „Magen-Darm-Beschwerden". Es gibt jedoch eine lebensgefährliche Form der Nahrungsmittelvergiftung, den Botulismus. Er kann durch verdorbene konservierte Nahrungsmittel entstehen.

Besonders in Katastrophen wird die Ernährung häufig mit konservierten Nahrungsmitteln stattfinden, auch mit alten oder schlecht konservierten. Hier kommt es nach dem Verzehr von verdorbenen Konserven immer wieder zu Botulismus, einer bakteriellen Infektion. Diese Infektion kann neben Durchfall zu schweren Lähmungserscheinungen und zum Tode führen. Ursächlich dafür ist ein Toxin. Daraus wird eine Nosode hergestellt: ***Botulinum.***

- Botulinum

Bei Verdacht auf aufgenommenes Toxin vorbeugend in der Einmal-Standard-Gabe. Auch bei weiter bestehenden Beschwerden, wie z.B. Lähmungen, hilft die Nosode und wird in gleicher Weise eingenommen. Ähnlich wie die Nosode ***Diphterinum*** bei Diphterie darf die Nosode ***Botulinum*** **ausnahmsweise** auch **während** der Erkrankung eingesetzt werden. Nach der Einmal-Standard-Gabe kann es in stündlichem Abstand bis zur Beendigung der Verschlechterung gegeben werden. Dann pausieren und weitere Gabe nur bei erneuter Verschlechterung

Sepsis

In Katastrophen-Situationen kann es besonders häufig bei ausgedehnten infizierten Verletzungen zu einer Sepsis kommen. Dem Immunsystem des Körpers gelingt die ausreichende Erregerabwehr nicht mehr. Es entsteht eine dramatische Notlage.

- Pyrogenium

Wenn in Katastrophenlagen eine intensivmedizinische Behandlung der Sepsis nicht möglich ist, kann die sofortige Gabe von ***Pyrogenium*** und die Wiederholung „aus dem Wasserglas“ alle 15 Minuten manchmal den tödlichen Verlauf verhindern. Ein Versuch sollte in jedem Fall gemacht werden (s. Stichwort „Sepsis“).

Keuchhusten

Die Behandlung des Keuchhustens ist homöopathisch gut möglich, aber nicht immer einfach. Sie sollten hier also nicht auf fachmännischen Rat verzichten.

Es gibt Möglichkeiten, bei Ausbruch einer Endemie, also wenn z.B. Keuchhusten im Kindergarten auftritt, vorbeugend etwas zu unternehmen. Auch Angehörige des erkrankten Kindes lassen sich so teilweise schützen, was besonders für die durch Keuchhusten gefährdeten Säuglinge wichtig ist. Das Mittel dafür heißt ***Pertussinum***, die Keuchhustennosode.

• Pertussinum

Mittel **vor** dem Ausbruch von Keuchhusten als Vorbeugung. Außerdem kann man ***Pertussinum*** einsetzen, um eventuelle Folgebeschwerden **nach** Abklingen der akuten Erkrankung zu behandeln. ***Pertussinum*** sollte wie meisten Nosoden **nicht während** der akuten Erkrankung gegeben werden.

Wenn Ihr Kind trotz der Tatsache, dass fast alle Kinder gegen Keuchhusten geimpft sind, an Keuchhusten erkrankt, so können Sie bereits selber eine erste homöopathische Hilfe leisten. Dabei unterscheiden Sie die Mittel hauptsächlich nach dem Aussehen des Kindes und der Hustenart.

Besser ist es natürlich, möglichst schnell professionelle (homöopathische) Hilfe zu bekommen.

• Belladonna

Das Gesicht ist im Anfall knallrot. Die Attacken treten vor Mitternacht nach dem ersten Schlaf auf, sowie nach dem Erwachen. Die Kinder sind unruhig und schwitzen. Der Husten ist eher trocken.

• Drosera

Das Gesicht ist im Anfall eher bläulich-rot. Die Attacken treten hauptsächlich nach Mitternacht auf, aber auch tagsüber, dann jedoch in größeren Abständen. Der Husten ist trocken, bellend und krampfartig, teilweise wie erstickend. Manchmal Heiserkeit, Nasenbluten und blutiger Auswurf. Nach dem Anfall verspürt der Patient keine Erschöpfung.

- Corallium rubrum

Das Gesicht ist im Anfall ähnlich wie bei ***Drosera*** eher bläulich-rot. Jedoch starke Erschöpfung nach den Anfällen. Die Attacken treten häufig beim Einatmen von kalter Luft auf. Schnell aufeinander folgende erstickende und eher trockene Hustenanfälle.

- Coccus cacti

Das Gesicht ist im Anfall rot. Die Attacken treten häufig nach dem Erwachen und nach Anstrengung auf. Die erstickenden Anfälle enden mit dem Erbrechen oder Hochwürgen von dickem, zähem Schleim. Schlimmer nach Schlaf und durch körperliche Bewegung.

- Ipecacuanha

Das an sich blasse Kind wird im Anfall steif und blau. Die Attacken treten häufiger beim Hinlegen auf. Rasseln in den Bronchien, der Schleim kann aber schlecht abgehustet werden. Erbrechen nach dem Anfall, Zunge sauber. Nasenbluten. Erschöpft nach dem Anfall.

- Cuprum metallicum

Das an sich blasse Kind wird im Anfall blau, auch an den Händen. Die Attacken treten nach Mitternacht deutlich verstärkt auf und dauern sehr lange. Der Husten ist erstickend und krampfhaft. Trinken kalten Wassers lindert kurzzeitig. Die Erschöpfung nach dem Anfall ist ausgeprägt.

Diese eben genannten Mittel können auch bei jedem anderen krampfartigen Husten in Frage kommen.

Gemeint sind hier die so genannten epidemischen Kinderkrankheiten, wie z.B. Keuchhusten, Masern, Mumps oder Röteln. Früher bekam jedes Kind, das die entsprechende Disposition dafür hatte, „seine" Kinderkrankheiten, gegen die es dann ein Leben lang immun war. Alle Mütter gaben ihre Abwehrkörper gegen die Kinderkrankheiten über die Muttermilch weiter an ihre Kinder. Diese konnten dann in der frühen Säuglingszeit nicht an den Kinderkrankheiten erkranken.

Seit durch die weit verbreiteten Impfungen eine Infektion mit Kinderkrankheiten häufig verhindert wird und damit ein lebenslanger Schutz gegen diese, sind auch Säuglinge infektionsgefährdet. Also in einer Lebensphase, in der das Immunsystem noch unvollständig ausgebildet ist. Es wäre deshalb außerordentlich wichtig, dass Kinder die epidemischen Kinderkrankheiten (mit den Ausnahmen Kinderlähmung und Diphtherie) durchmachen, um diese lebenslange Immunität zu erwerben (auf die Problematik von Erkrankungen an epidemischen Kinderkrankheiten gehe ich weiter unten ein).

Kinderkrankheiten haben in der Entwicklung eines Menschen einige Funktionen: Kinderkrankheiten und deren Überwindung sind ein wichtiger Entwicklungsschritt im Leben eines Kindes. Das Immunsystem des Kindes bildet sich, wie vorhin bereits erwähnt, erst langsam im Verlauf seines Lebens aus. Der Körper muss sozusagen lernen, wie er mit einer Krankheit umgeht, und dazu benötigt er ein gewisses Maß an Übung. Dieses Lernen des Immunsystems geht im Kindesalter unproblematischer als beim Erwachsenen, was daran zu sehen ist, dass Kinderkrankheiten bei Kindern im allgemeinen leicht überstanden werden, bei Erwachsenen jedoch zu großen Komplikationen führen können. Das lässt sich in letzter Zeit zunehmend beobachten bei Erwachsenen, die an einer Kinderkrankheit erkranken, gegen die sie geimpft worden waren, weil inzwischen der Impfschutz nachgelassen hatte.

Das Immunsystem kann also von einer gewissen Belastung durch Kinderkrankheiten im Kindesalter profitieren. Auch löst eine Kinderkrankheit manchmal einen deutlichen Entwicklungsschub aus. Die Kinderkrankheiten sollten natürlich schnell und nicht zu schwer verlaufen, und dafür kann man mit homöopathischen Mitteln sicher sorgen.

Man kann auch versuchen, eine Ansteckung zu verhindern. Das ist jedoch, wenn wir die Bedeutung der Kinderkrankheiten für die Entwicklung des Kindes ernst nehmen, nur manchmal sinnvoll, z.B. wenn ein Kind gerade durch einen Unfall oder eine andere Krankheit geschwächt ist. Der Versuch, eine Ansteckung zu verhindern, kann auch bei besonders komplikationsreichen Epidemien notwendig sein.

Diese Betrachtung der Kinderkrankheiten ist heutzutage jedoch ungewöhnlich geworden. Seit Kinderkrankheiten und überhaupt Krankheiten nicht mehr als notwendiger Teil des Lebens gesehen werden, stören besonders Kinderkrankheiten nur noch und sollten am besten gar nicht mehr vorkommen. Das führt zu immer mehr Impfungen, um möglichst alle Krankheiten zu verhindern, mit immer mehr potentiellen Nebenwirkungen und es führt zu immer einschneidenderen Unterdrückungen von Symptomen, um nur keine störende Krankheitspause im immer schnelleren Lebensablauf zu haben.

Die Lösung dieser Problematik liegt darin, dass wir möglichst viele Krankheiten homöopathisch behandeln. Praktisch alle Infektionskrankheiten (s. „Infektionskrankheiten und ihre Folgen") lassen sich bei rechtzeitiger Behandlung homöopathisch heilen. Für schwere bakterielle Infekte hätten wir dann genügend wirksame Antibiotika zur Verfügung, weil ihre Wirkung nicht durch die falsche Gabe z.B. bei Virusinfekten gestört worden wäre.

Auch die Nachkrankheiten der epidemischen Kinderkrankheiten lassen sich sehr gut homöopathisch beeinflussen. Also z.B. der wochenlange Reizhusten nach Keuchhusten; oder wenn ein Kind nach einer Kinderkrankheit einfach nicht so richtig fit wird; oder wenn es unter Konzentrationsstörungen oder ständiger Müdigkeit etc. leidet.

Wegen der Einförmigkeit der Symptome, mit denen die Kinderkrankheiten auftreten, ist ihre homöopathische Behandlung relativ einfach. Trotzdem rate ich von einer Selbstbehandlung ab. Zum einen ist eigentlich immer genug Zeit, um einen homöopathischen Arzt im Verlauf der Erkrankung zu Rate zu ziehen. Zum anderen sollte die Diagnose schon allein wegen möglicher Vorbeugung von Ansteckungen, z.B. beim Kindergartenbesuch, fachkundig sein. Auch muss nicht jede Kinderkrankheit gleich medikamentös (homöopathisch) behandelt werden. Die Indikation dazu sollte ein erfahrener homöopathischer Arzt stellen. Für die Behandlung der seltenen Nachkrankheiten bedarf es sowieso ärztlicher Hilfe.

Trotzdem gibt es Situationen, wie beispielsweise im Urlaub, weit weg von zu Hause, in denen eine plötzlich auftretende Kinderkrankheit durch homöopathische Hilfe gelindert werden sollte. Für diese Ausnahmesituationen gelten die folgenden Hinweise.

Keuchhusten

Hinweise zur Behandlung finden Sie unter dem entsprechenden Stichwort „Keuchhusten".

Masern

Masern sind eine sehr ansteckende Kinderkrankheit. Sie beginnen meist mit Lichtempfindlichkeit, mäßig hohem Fieber, Schnupfen und Husten, bevor dann der typische Hautausschlag auftritt.

• Aconitum

Im Frühstadium, noch bevor der Ausschlag aufgetreten ist. Wenn plötzlich Fieber auftritt mit kruppartigem Husten, Schnupfen und Lichtempfindlichkeit mit geröteten Augen. Das Kind ist insgesamt unruhig und ängstlich.

• Belladonna

Die Haut ist feucht und rot und heiß. Der Ausschlag ist bereits aufgetreten.

• Bryonia

Bei eher schwachem Ausschlag plagt ein schmerzhafter, trockener Husten. Jede Bewegung schmerzt. Es besteht ein sehr starker Durst bei trockenem Mund.

• Ferrum phosphoricum

Nasenbluten und Ohrenschmerzen zusätzlich zu den übrigen Masernsymptomen. Sehr kreislauflabil.

• Pulsatilla

Dicker Schleim in Nase und Bronchien. Die Augen sind verklebt. Es besteht wenig Durst, das Kind ist eher weinerlich.

- Masern Nosode (Morbillinum)

Noch vor Ausbruch der Krankheit schon bei bloßer Ansteckungsgefahr, kann die Nosode einmalig vorbeugend gegeben werden.
Besonders gut hilft die Nosode, wenn die Krankheit nur langsam oder mit Restbeschwerden (z.B. lästiger Reizhusten) ausheilt. Die Nosode sollte **nicht während** der akuten Krankheit gegeben werden (was für praktisch alle Krankheitsnosoden gilt).

Mumps

Das Mumpsvirus ruft eine Entzündung mit Schwellung besonders der Ohrspeicheldrüse hervor. Die typische Schwellung hält einige Tage an und schmerzt besonders beim Essen und Trinken. Eine Behandlung ist in der Regel nicht notwendig. Es kann eine Mitbeteiligung anderer Drüsen geben, weswegen ärztliche Kontrolle besonders zu empfehlen ist.

- Belladonna

Die Anschwellung der Ohrspeicheldrüse (meist rechts) tritt plötzlich auf. Sie ist heiß und stark schmerzhaft. Es kann das typische Belladonna-Fieber auftreten (siehe unter dem Stichwort „Fieber“).

- Barium carbonicum

Es besteht starke Mundtrockenheit. Besonders hilfreich bei kleinen Kindern mit häufigen Erkältungen in der Vorgeschichte.

- Mercurius solubilis

Es besteht reichliche Speichelbildung, sowie erheblicher, übler Mundgeruch. Das Kind schwitzt.

- Rhus toxicodendron

Vor allem wenn die Schwellung links auftritt und das Kind sehr unruhig ist. Wärme bessert die Beschwerden.

- Mumps Nosode (Parotidinum)

Noch vor Ausbruch der Krankheit schon bei bloßer Ansteckungsgefahr, kann die Nosode einmalig vorbeugend gegeben werden.
Besonders gut hilft die Nosode, wenn die Krankheit nur langsam oder mit Restbeschwerden (z.B. Hodenbeschwerden) ausheilt. Die Nosode sollte **nicht während** der akuten Krankheit gegeben werden (was für praktisch alle Krankheitsnosoden gilt).

Röteln

Röteln sind meist völlig harmlos. Problematisch ist die Ansteckungsgefahr für Schwangere, wenn diese noch keine Röteln in der Kindheit gehabt haben. Eine Behandlung des Kindes ist fast nie nötig.

- Apis

Apis kann gegeben werden, wenn stark stechende Schmerzen im Bereich der geschwollenen Halslymphknoten bestehen. Das Kind mag gerne Kälteanwendungen und hat keinen Durst.

- Belladonna

Sollte das Kind bei sehr hohem Fieber phantasieren, ist an ***Belladonna*** zu denken. Wärme ist eher angenehm.

• Röteln Nosode (Rubeolae Nosode)

Schon bei bloßer Ansteckungsgefahr, noch vor Ausbruch der Krankheit, kann die Nosode einmalig vorbeugend gegeben werden.
Besonders gut hilft die Nosode, wenn die Krankheit nur langsam oder mit Restbeschwerden (z.B. Gelenkbeschwerden) ausheilt. Die Nosode sollte **nicht während** der akuten Krankheit gegeben werden (was für praktisch alle Krankheitsnosoden gilt).

Scharlach

Scharlach zählt nicht zu den Kinderkrankheiten. Hinweise zur Behandlung finden Sie unter dem entsprechenden Stichwort „Scharlach".

Windpocken

Windpocken sind hoch infektiös und ansonsten harmlos. Eine Behandlung sollte nur erfolgen, wenn der ganze Körper mit Bläschen übersät ist und es zu starkem Juckreiz und eventuell Entzündung der aufgekratzten Bläschen gekommen ist. Wenn keine professionelle homöopathische Behandlung erreichbar ist, kann vor dem Aufkratzen ein Juckreiz stillender Puder angewandt werden (z.B. Calendula).

• Rhus toxicodendron

Wenn das Jucken mehr brennend ist und die aufgekratzten Bläschen rasch eitern.

• Windpocken (Varicellen) Nosode

Noch vor Ausbruch der Krankheit, schon bei bloßer Ansteckungsgefahr, kann die Nosode einmalig vorbeugend gegeben werden.

Besonders gut hilft die Nosode, wenn die Krankheit nur langsam oder mit Restbeschwerden (z.B. Juckreiz, infizierte Bläschen) ausheilt. Die Nosode sollte **nicht während** der akuten Krankheit gegeben werden (was für praktisch alle Krankheitsnosoden gilt).

Knochenbrüche

Knochenbrüche gehören natürlich in ärztliche Behandlung. Es ist jedoch erstaunlich, wie unkompliziert und mit wie wenigen Beschwerden Knochenbrüche verheilen können, wenn man sie zusätzlich homöopathisch behandelt.

• Arnica

Da Verletzungen aller Art gut mit ***Arnica*** in ihrem Heilverlauf beeinflusst werden, kann man ***Arnica*** auch bei Knochenbrüchen anwenden. Besonders gut wirkt das Mittel bei Verletzungen, die durch stumpfe Gewalteinwirkung hervorgerufen worden sind. Am besten gibt man es sobald wie möglich nach dem Unfall.

• Symphytum

Wenn keine besonderen Symptome vorliegen, hat sich seit alters her ***Symphytum*** (Beinwell) bei der Heilung bewährt. Da es sich voraussichtlich um eine längere Einnahme der homöopathischen Medikamente handelt und nicht um eine Notfallbehandlung, sollten Sie die Anwendung mit ihrem homöopathischen Arzt absprechen.

Calcium phosphoricum und ***Acidum phosphoricum*** haben sich gleichfalls bewährt zur Verbesserung der Knochenheilung und des Knochenaufbaus. Hier empfiehlt es sich jedoch, die Einnahme mit Ihrem Arzt abzusprechen.

Da Knochenbrüche langsam heilen, sollte die Mittelgabe mehrfach wiederholt werden. Einmal C 200 pro Woche bis zur Mobilisierung ist ausreichend.

Konzentrationsstörungen

Konzentrationsstörungen haben meist ihre Ursache in äußeren Faktoren wie z.B. geistige Überlastung (z.B. Überdosis digitaler Medien) oder körperliche Überlastung, seelische Belastung, falsche Ernährung und/oder zu wenig Bewegung. Hier gilt es zunächst für Ordnung zu sorgen.

Wenn geistige Abbauprozesse der Grund für die Konzentrationsstörungen sind, kann unter den Mitteln, die unter dem Stichwort „Demenz" erwähnt sind, gewählt werden.

Bei **Erwachsenen** liegt häufig eine geistige Überlastung vor, nicht selten noch kombiniert mit viel Kaffee und Alkohol.

- Nux vomica

Wenn wir das Mittel in der C 200 1 x / Woche, drei Wochen lang geben, sollte sich die Konzentrationsfähigkeit wieder verbessern.

Bei **Kindern** und **Jugendlichen** kommen die folgenden Mittel zunächst infrage:

- Barium carbonicum

Bei langdauerndem Missbrauch der digitalen Medien (s. „Digitale Demenz"). Neben einer Verhaltenskorrektur ist die Gabe der C 200 1 x / Woche hilfreich.

- Nux vomica

Wenn Kinder sich speziell beim Rechnen nicht konzentrieren können.
Nux vomica hilft auch Kindern und Jugendlichen, die insgesamt Schwierigkeiten haben, sich beim Lernen zu konzentrieren. C 200 1 x / Monat führt bei diesen Kindern zu mehr Gelassenheit und besserer Konzentration.

- Natrium muriaticum

Hilft eher bei stillen, pflichtbewussten Kindern und Jugendlichen, die sich in der Schule schlecht konzentrieren können, auch weil sie ab ca. 10 Uhr zu Kopfschmerzen neigen. Die Konzentration beim Reden fällt dann besonders schwer. Trotz vieler Lernanstrengungen sind die Ergebnisse oft nicht gut, was diese Kinder sehr kränkt.
C 200 1 x / Monat kann hier erhebliche Entlastung bringen.

Kopfschmerzen

Für den Fall, dass Kopfschmerzen im Rahmen von anderen akuten Erkrankungen auftreten wie z.B. Erkältungen oder Fieber, finden Sie Erläuterungen unter den entsprechenden Stichworten. Kopfschmerzen unklarer Ursache sollten ärztlich abgeklärt werden. Häufig handelt es sich um chronische Krankheiten, die durch einen erfahrenen Homöopathen behandelt werden können.

Zur Selbstbehandlung bieten sich die oft sehr beeinträchtigenden Schulkopfschmerzen an.

- Natrium muriaticum

Kopfschmerzen zwischen 10 und 11 Uhr beginnend.

- **Calcium phosphoricum**

Kopfschmerzen gegen Ende des Unterrichts.

- **Sulphur**

Kopfschmerzen ab 11 Uhr durch Hunger.

- **Phosphoricum acidum**

Kopfschmerzen durch viel Reden. Häufig hilfreich bei Migräne bei Schulkindern in der Pubertät.

Kopfverletzungen

Kopfverletzungen werden wie andere Verletzungen auch homöopathisch und chirurgisch, also ärztlich, behandelt (s. „Verletzungen"). Besonderheiten der Behandlung bestehen für die Verletzungen des Gehirns (s. „Gehirnerschütterungen") und des Auges (s. „Augenbeschwerden").

Es ist wichtig, sich nicht von einer z.B. stark blutenden kleinen Kopfwunde ablenken zu lassen und die gleichzeitige Verletzung des Auges und/oder die Gehirnerschütterung zu übersehen, weil hier die parallele homöopathische Behandlung äußerst segensreich sein kann und möglichen Spätfolgen vorbeugt.

Krämpfe

Krämpfe gleich welcher Art sollten genau untersucht werden, um die Ursachen zu erkennen. Danach gelingt es mit homöopathischer (Begleit-)Behandlung oft, das Leiden zu lindern. Viel homöopathische Erfahrung ist für eine erfolgreiche Behandlung von Krämpfen notwendig.

Immer kann man jedoch eine homöopathische Begleitbehandlung versuchen, um die Krampfbereitschaft zu vermindern (s. a. „Fieberkrämpfe“, „Wadenkrämpfe“). Ein Mittel bietet sich an:

- Cuprum metallicum

Einmal pro Monat als C 200.

Kummer

Im Laufe unseres Lebens hat wohl jeder einmal Kummer. Manchmal auch öfter und manche Menschen sagen von sich, sie hätten ein Leben voller Kummer. Es ist beruhigend zu wissen, dass eine umfassende professionelle homöopathische Behandlung auch Menschen mit viel Kummer erfolgreich auf ihrem Weg zu einem glücklicheren Leben begleiten kann.

Aber nicht jeder Kummer in unserem Leben braucht eine professionelle Behandlung. Oft löst sich der Kummer wieder auf. Nur wenn das nicht der Fall ist, wenn der akute Kummer anfängt, sich einzunisten und vielleicht zu Folgebeschwerden zu führen, sollten wir aufmerksam sein (s. „Liebeskummer“, „Trauer“). In vielen Fällen, in denen der Kummer bleibt und wirkt, obwohl die Ursache schon lange zurückliegt oder vielleicht als scheinbar nicht mehr so belastend empfunden wird, können wir mit homöopathischen Mitteln den Kummer sozusagen austrocknen: Er verliert an Schwere und löst sich schließlich auf.

Kummer allgemein

Wenn wir über den Kummer eines Menschen nichts Näheres wissen, können zwei Mittel Hilfe bringen:

- Ignatia

Wenn der Kummer heftig und seit relativ kurzer Zeit besteht.

- Natrium muriaticum

Wenn der Kummer schon länger besteht und mehr verfestigt erscheint.

Kummer durch Enttäuschung

Diese Mittel helfen bei Erwachsenen und Kindern:

- Staphisagria

Ob Liebeskummer, ob Kummer nach Verlusten, nach Todesfällen oder nach ganz anderen Ursachen: Immer spielt ein Moment der Kränkung und der Demütigung eine Rolle.
Wenn also der Kummer die Folge von Kränkung oder Demütigung ist und wenn der Ärger oder die Wut darüber so unterdrückt wird, dass an der Oberfläche nur der Kummer gesehen wird, hilft ***Staphisagria***.

- Ignatia

Bei ***Ignatia*** ist die Enttäuschung eher die Enttäuschung einer Liebe, einer Verbundenheit, eines Vertrauens, die zu Kummer führt, weniger die Demütigung.

Kummer bei Kindern

Ein Mittel ist hier sehr häufig hilfreich:

- Ignatia

Das Hauptmittel ist ***Ignatia***. Sei es der Kummer nach Ermahnungen, Enttäuschungen von Erwartungen oder bei Eifersucht auf Geschwister, immer wird ***Ignatia*** den Kummer lindern.

Wenn ***Ignatia*** nicht ausreichend hilft, sollte professionelle homöopathische Hilfe gesucht werden, da durch frühzeitige Gabe des heilenden Mittels u. U. schwere Dauerschäden vermieden werden können.

Lampenfieber

Lampenfieber ist vielleicht nicht gefährlich, kann aber überaus lästig sein und manchmal zu großen Schwierigkeiten im Leben führen. Homöopathisch kann man eigentlich fast immer helfen. Manchmal braucht es dazu professionelle homöopathische Hilfe, aber mit den unten genannten Mitteln können doch die meisten Lampenfieber gelindert werden. Die Einnahme kann schon am Tag vor dem gefürchteten Ereignis (z.B. Prüfung) als Einmaldosis begonnen werden. Erneute Einnahme am Morgen des Ereignisses.

• Argentum nitricum

Angst vor dem Ereignis, besonders weil man fürchtet, alles vergessen zu haben. Starker Stuhldrang mit Durchfall vor Prüfungen. Dringlicher Toilettengang auch direkt bei Prüfungsbeginn. Hoher Zuckerkonsum in Stresssituationen.

• Gelsemium

Aufregung und Lampenfieber mit viel Zittern. Häufiger Stuhl- und Urindrang, aber nicht so überfallartig wie bei ***Argentum nitricum***. Schwächegefühle.

• Strophantus

Stärkstes Herzklopfen bis in den Hals. Übersteigertes Lampenfieber trotz bester Vorbereitung.

Lernschwierigkeiten

Lernschwierigkeiten können bei Kindern viele Ursachen haben. Manchmal sind diese Schwierigkeiten angeboren (s. „Entwicklungsstörungen"), meistens jedoch erworben, d.h., dass äußere Umstände zu den Lernschwierigkeiten geführt haben. Homöopathisch kann man in vielen Fällen helfen, wenn man die Ursache für die Lernschwierigkeiten erkennt. Seelische Ursachen sind häufig (s. „Kummer"). Überlastungen oder einseitige Belastungen sind besonders in den letzten Jahren häufiger zu beobachten (s. „Digitale Demenz").

Manchmal gelingt es mit einem der folgenden, sehr pauschalen homöopathischen Mitteln, eine erste Hilfe bei Lernschwierigkeiten zu geben. Darüberhinaus ist aber meist eine kompetente homöopathische Weiterbehandlung nötig.

• Natrium carbonicum

Das Kind kann nicht mehr richtig denken, weil es mit allem überfordert ist. Begriffsstutzig, geistig sehr langsam. Ängstlich und deprimiert. Im Sommer bei Hitze alles schlechter.

• Calcium carbonicum

Bemüht sich sehr, alles zu lernen. Ist jedoch in der Schule zu langsam, kommt nicht mehr mit und kann immer weniger Gelerntes behalten.

- Barium carbonicum

Auf allen Ebenen, also körperlich und geistig, überfordert. Abgestumpft für neue Impulse. Verliert immer mehr den Anschluss. Ohne Ehrgeiz.

- Sulphur

Zuviel im Kopf, kann Lernstoff nicht behalten. Viele Ideen, aber hält nichts durch. Vergesslich besonders für Zahlen. Wenig Ehrgeiz. Leidet wenig unter den Lernschwierigkeiten.

Liebeskummer

Der Liebeskummer gehört wie Liebesbeziehungen fest zum Leben des Menschen. Meist vergeht der Liebeskummer, besonders in jungen Jahren, schnell und eine neue Liebesbeziehung heilt die noch bestehenden Restwunden.

Wenn jedoch der Liebeskummer lange anhält oder so schwer ist, dass er kaum zu ertragen ist, kann mit homöopathischen Mitteln oft schnell für Entspannung gesorgt werden.

Im Übrigen können auch Tiere Liebeskummer haben. Bei Haustieren wie Hunden und Katzen bezieht sich der Liebeskummer häufig auf eine durch den Halter „enttäuschte Liebe". Aber auch unter den Tieren selber kommt Liebeskummer vor, wie wir es z.B. bei Pferden öfter gesehen haben. Das Hauptmittel bei Tieren ist ***Ignatia***, aber die Mittel für den Menschen können alle auch bei Tieren passen und wirken.

• Ignatia

Hilft schnell bei Liebeskummer, bei dem Enttäuschung einer Hoffnung, einer Liebe, im Vordergrund stehen. Besonders, aber nicht nur, bei jungen Menschen gut wirksam.

• Natrium muriaticum

Beim Liebeskummer, der durch ***Natrium muriaticum*** gelindert wird, ist die Kränkung tiefgehend. Ein Verzeihen oder schnelles Bereinigen der Situation kommt zunächst nicht infrage.

• Staphisagria

Dieses Mittel hilft bei Liebeskummer, der durch ein demütigendes Verhalten oder eine demütigende Situation entstanden ist.

Lippenrisse

Lippenrisse sind häufig Zeichen für tieferliegende Störungen. Man kann jedoch durch die Einnahme der untengenannten Mittel, einmal pro Woche C 200, vier Wochen lang, einen unschädlichen Behandlungsversuch machen.

• Natrium muriaticum

Riss ziemlich genau in der Mitte der Oberlippe.

• Pulsatilla

Riss ziemlich genau in der Mitte der Unterlippe.

• Arum triphyllum

Rissige Lippen, an denen dauernd gezupft wird, bis es blutet.

Hier soll nur von den akuten Magen-Darm-Verstimmungen die Rede sein, die z.B. bei Urlaubsreisen oder im Rahmen anderer Infektionen auftreten. Übelkeit anderer Ursache (s. auch „Erbrechen“), Magenschmerzen und länger andauernde Durchfälle und Darmbeschwerden gehören meist in ärztliche homöopathische Behandlung.

Durchfall ist eigentlich ein Versuch des Körpers sich zu reinigen. Diesen Versuch sollte man unterstützen und nicht unterdrücken. So lässt man den Durchfall bei größeren Kindern und Erwachsenen die ersten zwei Tage durchaus zu. Viel Trinken und Null-Diät unterstützen die Reinigung. Essen kann man allenfalls geriebene Äpfel. Nur wenn die Übelkeit so stark ist, dass nicht genug getrunken werden kann, oder wenn der Durchfall länger anhält und zu Schwäche und erheblicher Gewichtsabnahme führt, sollte man homöopathisch behandeln.

Die homöopathische Behandlung der Magen-Darm-Verstimmungen bei Säuglingen sollte wegen der großen Gefahr der Austrocknung bald von einem Arzt durchgeführt werden. Notfallmäßig kommen aber auch die im Folgenden genannten Mittel in Frage:

• Arsenicum album

Oft ist eine Nahrungsmittelvergiftung die Ursache der Beschwerden. Meist hat verdorbenes Fleisch, eine unsaubere Frucht oder dergleichen zu der Magen-Darm-Verstimmung geführt. Der Patient kann den Anblick und den Geruch von Speisen und Getränken nicht ertragen (Übelkeit). Er ist sehr durstig, trinkt in kleinen Schlucken. Wenn das Getrunkene erbrochen wird, dann direkt nach dem Trinken. Der Durchfall stinkt und führt zur Erschöpfung.

- Phosphorus

Ähnelt ***Arsenicum album***. Der Patient trinkt jedoch eher in großen Schlucken, wobei das Getrunkene häufig erst nach kurzer Zeit erbrochen wird.

- Veratrum album

Nach Nahrungsmittelvergiftung. Wässeriger Durchfall und Erbrechen schwächen sehr. Krampfartige Beschwerden. Großer Durst auf Kaltes. Frösteln, kalter Schweiß, besonders auf der Stirn; Neigung, in Ohnmacht zu fallen.

- Carbo vegetabilis

Ein deutlich geblähter Bauch mit Übelkeit geht den stark stinkenden Durchfällen voran („erst der Wind und dann der Regen"). Die Zunge ist belegt, der Atem stinkend. Es bestehen Schwäche und allgemeine Kälte.

- Chamomilla

Besonders bei Kindern, die zahnen, ist an dieses Mittel zu denken. Es besteht Übelkeit, oft auch mit Erbrechen. Die Bauchschmerzen sind kolikartig und werden durch Zusammenkrümmen besser. Die Durchfälle riechen unangenehm nach faulen Eiern und sehen manchmal grüngehackt aus (wie gehackte Eier mit Spinat). Die Kinder schreien viel, Herumtragen bessert. Manchmal ist die eine Wange rot und die andere blass.

- Dulcamara

Übelkeit und schleimiger Durchfall sind auf den Genuss von zu kalten Getränken oder Eis zurückzuführen.

- Okoubaka

Bei Verdacht auf Vergiftung durch Nahrungsmittel oder nach Überladung des Magens. Es kann aber auch schon vorbeugend vor einer Reise genommen werden, die in ein Land mit ungewohnter Nahrung / Temperatur / Hygiene führt. Die Dosierungsempfehlung ist (abweichend von der üblichen C 200 - Dosierung) 2 x 1 Tablette (D 4) pro Tag.

Mandelentzündung

Bei Halsschmerzen sollte immer der Rachen angeschaut werden. Falls eine Mandelentzündung vorliegt, sollten Sie, wenn Sie Ihren homöopathischen Arzt nicht erreichen können, eine homöopathische Behandlung beginnen. Wenn Sie das Mittel genau wählen können, hilft es sehr schnell. Schon nach einigen Stunden lassen die Beschwerden deutlich nach. Der Befund an den Mandeln bessert sich meist erst am nächsten Tag.

Wichtigstes Zeichen, dass das homöopathische Mittel wirkt, ist eine Besserung des Allgemeinbefindens des Patienten. Mit den im Folgenden genannten Mitteln kann man die meisten Mandelentzündungen ausheilen. Lassen Sie den Befund (und die Therapie) baldmöglichst von einem homöopathischen Arzt kontrollieren.

- Belladonna

Der Rachen, das Zäpfchen und die Mandeln sind hochrot. Auf den Mandeln können Eiterstippchen zu sehen sein. Manchmal ist die rechte Mandel mehr als die linke Mandel befallen. Obwohl das Schlucken schmerzhaft ist, besteht häufig eine Neigung zum Schlucken. Fieber wie unter dem Stichwort „Fieber“ beschrieben kann dabei sein, muss aber nicht.

- **Apis**

Die Mandeln sind gerötet und stark geschwollen, eventuell glasig; es können alle Ausprägungen von eitrigen Belägen vorkommen. Häufig ist das Zäpfchen stark aufgetrieben. Es besteht kein wesentlicher Durst. Kalte Getränke bessern eher. Die Schmerzen sind brennend und stechend.

- **Phytolacca**

Hals und Mandeln sind dunkelrot, deutlich dunkler als das eher leuchtende Rot bei ***Belladonna***. Die stechenden Schmerzen strahlen zum Ohr aus. Die Zungenwurzel ist belegt. Durch warmes Trinken werden die Halsschmerzen verschlechtert. Es besteht, besonders bei Fieber, ein allgemeines Zerschlagenheitsgefühl. Der Kranke möchte sich gerne bewegen, was die Beschwerden aber nicht lindert (im Gegensatz zu ***Rhus toxicodendron***).

- **Mercurius solubilis**

Die Mandeln haben eitrige Beläge. Wo sich keine Beläge befinden, sind die Mandeln dunkel blaurot. Auch die Zunge ist belegt. Es besteht ein übler Mundgeruch. Viel Speichelbildung. Der Patient ist durstig. Das Schlucken, besonders warmer Getränke, ist schmerzhaft. Der Patient schwitzt.

- **Lachesis**

Die Mandeln sind, wo sie nicht belegt sind, bläulich-rot. Meist ist die linke Seite betroffen, später kann die Entzündung nach rechts wandern. Ausstrahlung der Schmerzen bis zum Ohr. Der Patient kann nichts Enges (Schal) um den Hals vertragen. Die Beschwerden beim Schlucken von fester Nahrung sind geringer als beim Schlucken von

Flüssigkeit. Besonders warme Getränke verschlechtern die Beschwerden.

Sollte die Erkrankung weiter voranschreiten, müssen Sie unbedingt ärztliche Hilfe in Anspruch nehmen. Eine homöopathische Behandlung ist dann in der Regel immer noch Erfolg versprechend, gehört jedoch in professionelle Hände. Ein „Rumprobieren" mit anderen homöopathischen Mitteln kann zu Komplikationen führen.

Masern

Siehe „Kinderkrankheiten"

Menstruationsbeschwerden

Siehe „Periodenbeschwerden"

Milchschorf

Ein Milchschorf ist für erfahrene Homöopathen recht einfach zu behandeln, da im Säuglingsalter relativ wenige Mittel zu differenzieren sind. Allerdings sollten die Mittel zum Säugling insgesamt, also nicht nur zur Art des Milchschorfs, passen, um sicher zu helfen. Es ist also eher eine Aufgabe für erfahrene Homöopathen.

Trotzdem können auch von Laien zwei häufige Mittel versucht werden:

- Calcium carbonicum

Eher dickliche, fröstelige und ruhige Kinder. Der Milchschorf ist kreideartig oder feucht-eitrig. Die Säuglinge neigen zu feuchter Haut, besonders zu feuchten Füßen.

- Natrium muriaticum

Blasse, eher schmächtige Säuglinge; nicht fröstelig. Der trockene oder seltener leicht feuchte Ausschlag ist besonders an den Haargrenzen und wird schlechter durch Sonnenbestrahlung.

Mittelohrentzündung

Siehe „Ohrenschmerzen"

Mumps

Siehe „Kinderkrankheiten"

Mundentzündungen

Entzündungen des Mundraumes können in jedem Alter vorkommen, häufig auch bei Erwachsenen, wenn das Immunsystem z.B. durch eine Chemotherapie geschwächt ist. Am häufigsten jedoch sieht man die Mundfäule (Stomatitis aphtosa) bis zum fünften Lebensjahr. Es handelt sich um eine ansteckende Infektion mit dem Herpes simplex Virus, die später auch zu Lippenherpes führen kann. Davon zu unterscheiden ist der Mundsoor der Babies, der durch Pilze verursacht ist.

Zwar heilen sowohl Mundsoor als auch die Stomatitis aphtosa von selber ab, letztere kann jedoch sehr schmerzhaft sein und jedes Trinken und Essen verhindern.

Homöopathisch ist die Behandlung schnell erfolgreich, wenn das passende Mittel genau bestimmt werden kann.

Mundsoor

Die Pilzbesiedelung des Mundes kann wegen Schmerzen zu schlechter Nahrungsaufnahme führen.

- Muriaticum acidum

Grauweiße Beläge; stellenweise als grau-weiß-rötliche Flecken (Aphten). Appetitlosigkeit.

- Borax

Die Schmerzen sind heftig, obwohl der Befund nicht so ausgeprägt zu sein scheint. Auffallend können ein muffiger Mundgeruch und ein starker Uringeruch sein. Vor allem bei kleinen Kindern, die eine generelle Furcht bei Abwärtsbewegung haben.

Stomatitis aphtosa

Bei der Stomatitis aphtosa bestehen im **Anfangsstadium** nur Rötung, evtl. beginnende Beläge, kein Eiter. Vier Mittel sind zu unterscheiden:

- Belladonna

Rot, brennend, klopfend, trocken, mit geschwollener Schleimhaut.

- Arsenicum album

Rot, brennend, trocken. Durst auf kalte Getränke, jedoch nur kleine Schlucke. Warme Getränke lindern.

• Apis

Rot, brennend, stechend, leicht ödematös aufgequollen. Durstlos. Kalte Spülungen oder Getränke lindern die Beschwerden.

• Phytolacca

Blau-rot, brennend, stechend, trocken. Schlucken verschlechtert.

Im **fortgeschrittenen Stadium** mit mehr oder weniger ausgeprägten Belägen und meist auch mit Mitbeteiligung des Rachens kommen die folgenden Mittel in Frage:

• Mercurius solubilis

Blau-rot, soweit die Schleimhaut noch zu sehen ist, dabei zusammenfließende Beläge, auch auf der Zunge. Stinkender Mundgeruch, sodass das ganze Zimmer stinkt. Starker Speichelfluß. Durst. Bei Berührung oder leichtem Kratzen bluten die Beläge. Wärme verschlechtert alles. Häufig sind die Halslymphknoten geschwollen.

• Sulphuricum acidum

Gleicher Befund wie bei ***Mercurius solubilis***, nur nicht so auffallender Speichelfluss, aber dafür eine größere Neigung zum Bluten, weswegen der Speichel häufig blutig ist.

• Borax

Auch bei Stomatitis aphtosa vor allem bei kleinen Kindern wirksam, die eine Furcht bei Abwärtsbewegung haben. Die Schmerzen scheinen heftig zu sein, obwohl der Befund nicht so heftig erscheint. Häufig muffiger Mundgeruch und stinkender Urin.

Muskelkrämpfe

Muskelkrämpfe können die verschiedensten Ursachen haben. Neurologische Störungen oder Elektrolytverschiebungen sind häufige Ursachen. Diese gilt es immer abzuklären und entsprechend zu behandeln. Wie schon bei „Krämpfe" erwähnt, kann die allgemeine Krampfbereitschaft unabhängig von der Ursache mit einem Mittel vermindert werden:

- **Cuprum metallicum**

Einmal pro Monat als C200 gegeben, hilft bereits zur Linderung selbst neurologischer Krämpfe.

Zu Wadenkrämpfen finden Sie Näheres unter dem Stichwort „Wadenkrämpfe".

Nabelkolik

S. „Bauchschmerzen" und „Blähungskoliken der Säuglinge"

Nackenschmerzen

Die Nackenbeschwerden z.B. im Rahmen eines Steifhalses können verschiedene Gründe haben. Wenn die Ursachen wie Kälte, falsche Bewegung oder Prellung bekannt sind, kann notfallmäßig eine homöopathische Behandlung begonnen werden.

- **Cimicifuga**

Die Halsmuskeln sind hart und verspannt. Auslösend war eine Verkühlung. Besonders schlecht ist feuchte Kälte. Bewegung verschlechtert die Beschwerden, Wärme lindert.

• Rhus toxicodendron

Der Auslöser ist auch hier Kälte, besonders feuchte Kälte. Auch eine „falsche" Bewegung kann auslösend für die Verkrampfung der Halsmuskulatur sein. Durch leichte Bewegung können die Beschwerden gelindert werden, auch durch Wärme.

• Arnica

Wenn die Ursache des Steifhalses eine Prellung oder eine längere Fehlhaltung des Kopfes ist, hilft ***Arnica***. Dabei besteht das Gefühl der Zerschlagenheit und des Verstauchtseins. Berührung verschlechtert.

• Belladonna

Wenn kalter Luftzug (geöffnetes Seitenfenster beim Autofahren) auslösend war oder der Steifhals nach dem Haareschneiden aufgetreten ist, kann man auch ***Belladonna*** versuchen.

Nagelentzündung

Nagelentzündungen sind in der Regel Nagelbettentzündungen. Sie treten oft akut auf, z.B. nach (zu) langen Wanderungen mit engem Schuhwerk. Sie kommen auch an den Fingern vor, hier besonders nach kleinen Verletzungen wie z.B. nach Gartenarbeit oder falschem Schneiden der Nägel.

Es gibt mindestens drei homöopathische Mittel, die die beginnende Entzündung beenden können, so dass die für fortgeschrittene Fälle oftmals übliche operative Behandlung unterbleiben kann.

- Belladonna

Die Nagelumgebung ist rot und heiß. Es besteht ein klopfender Schmerz. Noch keine Anzeichen von Eiterung.

- Hepar sulphuris

Die Schmerzen sind eher stechend. Warme Seifenbäder lindern. Die Entzündung besteht schon etwas länger, evtl. mit Eiter.
Hepar sulphuris sollte bei Nagelbettentzündungen nicht niedriger als in der C 30 gegeben werden.

- Myristica sebifera

Wird auch als „homöopathisches Messer" bezeichnet. Wirkt, wenn der akute Entzündungszustand besonders am Finger schon länger dauert und mit einer beginnenden Eiterung gerechnet wird.

- Silicea

Wenn die Entzündungen trotz Hygiene und homöopathischer Aktubehandlung immer wiederkehren, kann ein Versuch mit ***Silicea*** C 200 einmal pro Woche unternommen werden, nicht länger als vier Wochen.

Nagelverletzung

Gemeint sind Verletzungen der Finger- oder Fußnägel.

- Hypericum

Bei Verletzungen durch Druck oder Schlag. Ein Bluterguss unter dem Nagel sollte entlastet werden, z.B. durch das Anbohren mit einer rot glühend erhitzten Nadel.

Nahrungsmittelvergiftung

Bei einer echten Nahrungsmittelvergiftung sollte immer ein Arzt hinzugezogen werden. Bei leichteren Formen oder bis ärztliche Hilfe verfügbar ist, kann man sich mit diesem Mittel selber helfen:

- Arsenicum album

Verdorbene Lebensmittel oder verschmutztes Wasser führen zu Übelkeit und Erbrechen.
Das Erbrechen erfolgt direkt nach dem Versuch einer Flüssigkeitsaufnahme.
Schmerzhaft brennender, gespannter Bauch. Durchfall.

Bei Beschwerden nach **bestimmten** Nahrungsmitteln können Sie unter dem Stichwort „Unverträglichkeiten" nachsehen.

Narben

Die Bildung von Narben nach Verletzungen, seien es Operationen, Verbrennungen oder andere Wunden, ist meist unkompliziert und ästhetisch zufriedenstellend, wenn entsprechende Wund- und Verletzungsmittel rechtzeitig gegeben worden sind.

Schlecht geheilte Wunden mit störenden Narben brauchen eine geduldige professionelle Behandlung, um gute Erfolge zu erzielen.

Viele Mittel kommen infrage. Es gibt zwei Hauptmittel. Einnahme C200 einmal pro Monat, sechs Monate lang.

- Causticum

Bei Narben nach schlecht geheilten Verbrennungen oder Verätzungen.

- Silicea

Verhärtete und verbreiterte Narben (Keloid), auch schmerzhafte und/oder entzündete Narben.

Nasenbluten

Nasenbluten kann viele Ursachen haben. Wenn es häufiger auftritt, bedarf es der ärztlichen Abklärung. Meist hört es von selber auf, wenn man den Kranken aufsetzt und er die Nase nahe dem Beginn des Nasenbeines zudrückt. Dabei darf man den Druck nicht in kurzen Abständen immer wieder lösen, sondern sollte die Nase etwa fünf Minuten zuhalten und durch den Mund atmen. Bloßes Zustopfen hat keinen Sinn. Eine zusätzliche Tamponade mit einem in Calendula-Lösung getränkten Tupfer kann jedoch hilfreich sein.

- Arnica

Das Nasenbluten ist durch eine Prellung oder Verletzung entstanden.

- Millefolium

Bei Prellung oder Verletzung mit sehr starkem Blutfluss.

- Aconitum

Das Nasenbluten ist nach Erhitzung aufgetreten.

- Phosphorus

Deutlich hellrotes Blut, gleichzeitig Schwitzen; oft durch Anstrengung ausgelöst.

- Rhus toxicodendron

Das Nasenbluten ist nach Überanstrengung aufgetreten.

- Ferrum phosphoricum

Nach Überanstrengung und Verletzung, also z.B. Zusammenprall beim Fußballspiel.

- China

Das Nasenbluten hält lange an und der Kranke ist blass und geschwächt. Manchmal gleichzeitig Ohrensausen. Oft hilfreich bei Kindern, die allgemein schwächlich sind.

Nebenhöhlenentzündung

Immer wiederkehrende Nebenhöhlenentzündungen sind oft Ausdruck einer chronischen Krankheit. In diesen Fällen wird man mit den folgenden Mitteln wenig oder nur kurzen Erfolg haben. Wenn die Symptome passen, ist ein Versuch jedoch sinnvoll, um eingreifendere Therapien zu vermeiden und als homöopathische Sofortmaßnahme eine Linderung zu ermöglichen. In der Regel besteht bei Nebenhöhlenentzündungen ein Verstopftheitsgefühl mit mehr oder weniger starken Schmerzen. Inhalationen mit Salbei- oder Salzlösungen können helfen.

- Kalium bichromicum

Dicke, klebrige, fadenziehende und manchmal übel riechende Absonderungen. Die Schmerzen sind oft auf einen

Punkt konzentriert. Die Beschwerden verschlechtern sich in feuchter Kälte. Besserung durch Wärme.

- Hydrastis

Das Sekret ist wundmachend und fadenziehend, jedoch nicht klebrig. Ein Gefühl von Reizung und Wundheit im Nasen-Rachen-Bereich.

- Kalium jodatum

Dünnflüssiges und wundmachendes Sekret. Vor allem bei Beschwerden in den Stirnhöhlen. Besserung durch Kälte. Verschlechterung durch Wärme.

- Mercurius solubilis

Dicke, nicht wundmachende Absonderung. Sehr übel riechend. Schon länger bestehend. Verschlechterung durch Wärme.

Neuralgie

Neuralgien können viele Ursachen haben und sind entsprechend vielfältig zu behandeln. Auch homöopathisch braucht es einige Erfahrung, um die heilenden Mittel zu finden.

Bei Neuralgien nach Amputation gibt es zwei bewährte Mittel:

- Allium cepa

Phantomschmerzen, wie als feine Fäden verlaufend, bei amputierten Gliedmaßen.

- Hypericum

Wenn sich ein Neurinom (gutartiger Nerventumor) nach Amputation gebildet hat und zu Schmerzen führt.

Nierenkolik

Nierenkoliken treten plötzlich auf. Bevor ärztliche Hilfe zur Verfügung steht, kann man homöopathisch bereits mit der Behandlung beginnen, die dann oftmals zur Beendigung der Kolik führt.

- Aconitum

Hilft meist, wenn es sich um die erste Kolik im Leben eines Patienten handelt. Die Angst bei den überraschend starken Schmerzen ist vorherrschend. Gefühl ohnmächtig zu werden beim Aufstehen; schlechter im warmen Zimmer.

- Belladonna

Bei wiederholten Koliken. Starke, relativ kurze Schmerzanfälle; oft mit geblähtem Oberbauch. Gesicht rot und heiß.

- Berberis

Ausstrahlen der Schmerzen von einer Stelle, meist links, in alle Richtungen. Starker Harndrang mit schmerzhaftem Wasserlassen. Das Gesicht ist blass.

Ohnmacht

Als Sofortmaßnahme kann man dem Ohnmächtigen ein homöopathisches Mittel unter die Zunge legen.

- Veratrum album

Der Patient ist blass, kaltschweißig. Häufig nach Blutverlusten.

- Camphora

Der Patient ist blass und kalt mit Neigung zu Krämpfen.

- Opium

Ohnmacht nach Schreck, Schock oder Unfall.

Ohrenschmerzen

Ohrenschmerzen treten meist sehr plötzlich auf. Bei Kindern häufig abends und an Wochenenden. Dies kann mit dem Verhalten zusammenhängen (kalt baden, tagsüber dem kalten Wind ausgesetzt sein, usw.) oder auch zufällig sein. Um möglichst bald Linderung herbeizuführen, werden im Folgenden einige homöopathische Mittel beschrieben, die man bei akuten Ohrenschmerzen einsetzen kann. Dabei ist die Diagnose, ob es sich um eine beginnende Mittelohrentzündung oder um eine Entzündung nur des äußeren Gehörganges handelt, zunächst einmal unwichtig. Entscheidend für die richtige Mittelwahl sind stets die Beschwerden des Patienten und die mutmaßliche Auslösung der Schmerzen.

Wenn die Ohrenschmerzen nicht bald nach der Behandlung (bis zum nächsten Tag) besser werden, sollte ein Arzt das Ohr untersuchen. Wenn bei einem Kind z.B. ein Fremdkörper im Ohr die Beschwerden verursacht, so wird man mit homöopathischen Mitteln keinen Erfolg haben.

Eine wichtige Zusatzbehandlung bei einer beginnenden Mittelohrentzündung besteht darin, abschwellende Nasentropfen zu geben, wodurch der Abfluss aus dem Innenohr gefördert wird. Solange die Diagnose noch nicht feststeht, ist die Gabe von 0,9 %igen Kochsalznasentropfen in jedem Fall von Ohrenschmerzen zu empfehlen. Die homöopathischen Mittel sind dann entsprechend den Beschwerden auszuwählen.

Es gibt noch eine Reihe anderer Mittel als die unten aufgeführten, die bei akuten und länger bestehenden Ohrbeschwerden in Frage kommen, denn auch laufende Ohren und Schwerhörigkeit durch Tubenschwellung können sehr gut homöopathisch behandelt werden. Eine weiterführende Behandlung sollte jedoch erst vorgenommen werden, nachdem das Ohr untersucht worden ist.

- Aconitum

Die Beschwerden treten plötzlich in der Nacht (meist um Mitternacht) auf. Die Schmerzen sind stark, die Ohrmuschel kann gerötet sein. Es besteht starke Geräuschempfindlichkeit. Manchmal klagen die Patienten über ein Gefühl, als ob Wasser im Gehörgang sei. Oftmals war der Patient tagsüber einem kalten Wind ausgesetzt. Unruhe und Angst bestehen, besonders wenn das typische Fieber dazukommt. Das Fieber am Beginn der Erkrankung ist plötzlich und stark. Das Gesicht ist dunkelrot und heiß und trocken. Beim Aufsetzen wird das Gesicht blass. Insgesamt ist die Haut heiß und trocken. Der Patient ist durstig.

- Belladonna

Wenn die Schmerzen plötzlich beginnen und anfallsweise wiederkehren, und wenn das typische Fieber (s. u.) besteht, kann ***Belladonna*** versucht werden. Der pulsierende, klopfende Schmerz ist so stark, dass besonders Kinder im Schlaf deswegen aufschreien. Häufiger ist das rechte Ohr befallen. Das Ohr ist auch äußerlich rot. Es bestehen Kopfschmerzen. Wenn plötzlich **Fieber** auftritt, so ist der Patient hochrot und glühend heiß. Am Kopf und wo er bedeckt ist, schwitzt er stark. Auffallend sind dabei die oftmals kalten Hände und Füße. Obwohl Hals und Mund trocken sind, besteht während des hohen Fiebers wenig Durst.

- Chamomilla

Besonders bei akuten Ohrenschmerzen. Kinder wollen, wie für ***Chamomilla*** typisch, herumgetragen werden. Die Patienten sind unleidlich und unruhig. Das Fieber steht nicht im Vordergrund. Manchmal ist eine Wange rot, die andere blass. Die Ohrenschmerzen sind heftig, wie wenn man wund wäre, und können nicht ertragen werden. Schlimmer werden die Schmerzen nachts, durch Wärme, auch durch warme Getränke. Nach einem Schweißausbruch lassen die Schmerzen nach.

- Ferrum phosphoricum

Langsam zunehmender hochschmerzhafter Beginn. Das Fieber kann sehr hoch sein, ohne dass die typischen Zeichen wie bei ***Belladonna*** und ***Aconitum*** auftreten. Das Gesicht ist eher blass, kann aber auch plötzlich gerötet sein, um dann wieder abzublassen. Röte des befallenen Ohres und der Wange auf der gleichen Seite. Kalte Anwendungen bessern die Ohrenschmerzen. Nachts schlimmer. Da oft ein Tubenkatarrh vorliegt, sind hier die Nasentropfen wie erwähnt gut wirksam.

• Apis

Wenn die Ohrsymptome ähnlich wie bei ***Belladonna*** beschrieben bestehen, aber der Patient deutlich durstlos ist und die Schmerzen durch Kälte gebessert werden, kommt ***Apis*** in Frage (***Belladonna***: eher durch Wärme besser).

Operationen

Die Angst vor Operationen, die Schmerzen und Beschwerden danach und die Heilfähigkeit des verletzten Körpers lassen sich sehr gut homöopathisch beeinflussen. Die Initiative für die homöopathische Begleitbehandlung muss in der Regel durch den Patienten selbst erfolgen, weil die Krankenhausärzte selten eine homöopathische Zusatzbehandlung anbieten. Da durch die homöopathischen Medikamente keine Nebenwirkungen und keine Wechselwirkungen mit anderen Medikamenten zu erwarten sind, ist die Selbstbehandlung in diesem Fall unproblematisch.

Hingewiesen sei auch auf die interessante, jahrhundertealte Beobachtung, dass Operationen an bestimmten Tagen besser vertragen werden als an anderen. In Mondkalendern sind solche Tage gekennzeichnet. Auch kann man Operationen, deren Termin wählbar ist, auf den persönlichen Biorhythmus abstimmen.

Vor Operationen

• Arnica

Am Tag vor der Operation und am Operationsmorgen je 1 x 3 Globuli ***Arnica*** C 200. Der Nüchternzustand wird durch die Einnahme nicht beeinträchtigt. Wenn besondere persönliche Risikofaktoren wie Blutungsneigung oder Thrombosegefahr bestehen, sollten Sie mit ihrem Arzt sprechen. Hier können andere homöopathische Mittel das Risiko mindern.

Nach Operationen

• Nux vomica

Um eventuelle unangenehme Folgen der Narkose zu mindern, besonders die Übelkeit, kann man ***Nux vomica*** einnehmen. Die Dosierung erfolgt wie bei akuten Krankheiten üblich und wie auch im Kapitel „Die Mittelgabe" beschrieben.

Besteht keine Übelkeit oder ist diese durch ***Nux vomica*** beseitigt, kann man die postoperativen Beschwerden und die Heiltendenz mit folgenden Mitteln beeinflussen:

• Arnica

An bis zu drei Tagen täglich 1 x 3 Globuli ***Arnica*** C 200, bei Nachlassen der Beschwerden Einnahme beenden.

• Bellis perennis

Wenn die Brust operiert worden ist, hilft oftmals ***Bellis perennis*** besser als ***Arnica***. An bis zu drei Tagen täglich 1 x 3 Globuli C 200. Auch hilfreich, wenn tief liegendes Gewebe durch die Operation verletzt worden ist, wie z.B. bei gynäkologischen Operationen.

• Staphisagria

Nach Operationen besonders des Bauches und der Nieren hilft ***Staphisagria*** besser als ***Arnica***. Auch der Stuhlgang nach Bauchoperationen normalisiert sich schneller. An bis zu drei Tagen täglich 1 x 3 Globuli C 200.

• Carbo animalis

Bei aufgetriebenem Bauch nach Bauchoperationen. Zweimal 3 Globuli C 200 im Abstand von einer Stunde.

• Opium

Wenn nach Operationen eine hartnäckige Verstopfung besteht, so kann ***Opium*** hilfreich sein. Auch wirksam bei Folgebeschwerden nach Narkose. An bis zu drei Tagen täglich 1 x 3 Globuli C 200.

• Zincum

Nach Augenoperationen. An bis zu drei Tagen täglich 1 x 3 Globuli C 200.

• Helleborus niger

Nach Hirnoperationen. Wegen des drohenden Hirnödems sollte die halbstündliche Einnahme „aus dem Wasserglas" angestrebt werden. Sonst an bis zu drei Tagen täglich 1 x 3 Globuli C 200.

Periodenbeschwerden

Periodenbeschwerden können wie andere chronische Erkrankungen sehr gut homöopathisch behandelt werden. Hier werden nur die Beschwerden im Zusammenhang mit der Periode besprochen und die Periodenschmerzen, die zum ersten Mal auftreten und notfallmäßig statt mit Schmerzmitteln homöopathisch gelindert werden sollen.

Zunächst zu den **Schmerzen**:

- **Magnesium phosphoricum**

Die krampf- oder kolikartigen Schmerzen treten plötzlich auf, nachdem monatelang keine Periodenbeschwerden bestanden hatten. Sie beginnen vor der Periode und enden am ersten oder zweiten Tag der Regel. Zusammenkrümmen, Wärme und fester Druck lindern die Beschwerden. Die Periode ist meist verlängert, das Blut dunkel und die Periode tritt einige Tage zu früh ein.

- **Belladonna**

Die Periode tritt einige Tage zu früh ein. Das Blut ist hellrot und wird oft als heiß empfunden. Die Schmerzen sind ziehend und schneidend im Rücken und von Hüfte zu Hüfte. Während der Periode besteht ein Gefühl, als ob die Eingeweide nach unten drängen. Im Liegen und durch Wärmeanwendungen oft Linderung.

- **Chamomilla**

Die plötzlich mit Beginn der Periode auftretenden krampfartigen Schmerzen werden als unerträglich empfunden. Das Blut ist dunkel und die Periode verlängert. Wärme und Umhergehen lindern die Beschwerden.

- **Cimicifuga**

Die Periodenschmerzen schießen quer durch das Becken von einer zur anderen Seite oder vom Rücken kommend die Oberschenkel hinab. Große Energie während der Periode.

Extrem lästig können auch die anderen Beschwerden sein, die im Zusammenhang mit der Periode auftreten. Hier lässt sich vom erfahrenen Homöopathen fast immer ein passendes Mittel finden, aber manche Beschwerden des prämenstruellen Syndroms (PMS) sind so charakteristisch, dass auch Laien eine Mittelwahl möglich ist, zumal die Betroffenen ja ganz genau spüren, woran sie leiden.

Weitere Beschwerden im Zusammenhang mit der Periode:

- Pulsatilla

Am häufigsten bei jungen Mädchen mit heftigen Schmerzen und dem Gefühl, als ob die Periode bald kommen würde. Die Periodenblutung ist unregelmäßig und veränderlich.

- Sepia

Schmerzen vor der Periode. Druckgefühl „nach unten". Reizbarkeit und verringertes sexuelles Verlangen. Familie und Partner „nerven". Energieschub mit z.B. Putzwut vor der Periode. Neigung zu Stuhlverstopfung, besonders auf Reisen.

- Lachesis

Alle Symptome des PMS werden mit dem Eintreten der Periode schlagartig besser.

Pfeiffersches Drüsenfieber (Mononukleose)

Das Pfeiffersche Drüsenfieber (Mononukleose, Morbus Pfeiffer) beginnt häufig mit einer Mandelentzündung. Diese wird von einem Virus verursacht, dem Epstein-Barr-Virus (EBV), weswegen Antibiotika auch nicht helfen. Eine konventionelle Heilbehandlung ist nicht bekannt. Weil das Pfeiffersche Drüsenfieber auch oft von Ärzten nicht erkannt wird, werden häufig fälschlicherweise Antibiotika verordnet, die alles verschlimmern können. Die Übertragung geschieht durch engen Kontakt, weswegen die Krankheit auch „kissing desease“ genannt wird. Meistens heilt die Mononukleose in ca. drei Wochen ab. Nicht zu selten kommt es jedoch zu wochenlangen Schwächezuständen, besonders nach falschem Einsatz von Antibiotika.

Homöopathisch spielt es keine Rolle, ob die Erreger Bakterien oder Viren sind. Deswegen helfen die homöopathischen Mittel auch bei allen Arten von Erregern, wenn sie nach den Symptomen richtig gewählt werden.

Am besten wäre natürlich eine Behandlung durch erfahrene Homöopathen. Wenn diese jedoch nicht gleich verfügbar ist, kann und sollte man gleich selber mit der Behandlung beginnen.

Alle Mittel, wie sie unter dem Stichwort „Mandelentzündungen“ aufgeführt sind, kommen in Frage und müssen mit dem Befund und den Beschwerden verglichen werden. Besonders mit ***Apis*** und ***Mercurius solubilis*** kann ein Pfeiffersches Drüsenfieber schon im Frühstadium beendet werden.

Es gibt noch zwei weitere Mittel, die in Erwägung gezogen werden müssen und öfter benötigt werden:

- Phytolacca decandra

Der ganze Rachen ist tiefrot bis bläulichrot. Deutliche Schwellung der Halslymphknoten. Ausgeprägte Schwäche. Im Anfangsstadium des Pfeifferschen Drüsenfiebers wirksam.

- Mercurius cyanatus

Ein vergleichbarer Befund wie bei ***Mercurius solubilis*** (siehe „Mandelentzündungen“), allerdings sind hier die

Beläge der Mandeln zusammenhängende graue „Überzüge" der Schleimhäute (nicht weißliche Beläge wie bei ***Mercurius solubilis***).

Unterstützend kann eine homöopathische Eigenblutbehandlung parallel gegeben werden (s. Kapitel „Herstellung potenzierter Substanzen")

Ein großes Problem sind Folgezustände nach schlecht- oder nichtbehandelter Mononukleose. Auch hier ist eine professionelle homöopathische Behandlung schnell zielführend. Wenn diese nicht möglich ist, können drei Mittel in Erwägung gezogen werden. Alle sind einmal pro Woche in der C 200 zu nehmen, maximal vier Wochen lang. Beenden der Behandlung, sobald eine Besserung eintritt (viel hilft in der Homöopathie nicht viel).

- EBV-Nosode

Die EBV-Nosode sollte immer als erstes versucht werden. Meist hilft sie schon ausreichend. Wenn nicht, sollten Sie sich einen kompetenten Homöopathen suchen. Wenn Sie keinen finden, kann ein zweiter Versuch mit ***Carcinosinum*** gemacht werden.

- Carcinosinum

Einnahme nach der Einmal-Standard-Gabe, also C 200 drei Globuli, mit einmaliger Wiederholung.

Von weiteren Selbstbehandlungsversuchen rate ich ab.

Prellungen sind stumpfe Verletzungen, bei denen es zu keiner offenen Wunde kommt, jedoch zur Quetschung von Gewebe und zum Zerreißen von Blutgefäßen.

Die Hauptmittel sind:

- Arnica

Besonders gut wirkt ***Arnica*** bei Verletzungen, die durch stumpfe Gewalteinwirkung hervorgerufen worden sind. Berührung ist stark schmerzhaft, Ruhigstellung lindert die Schmerzen. ***Arnica*** ist auch gut wirksam in Salbenform.

- Hypericum

Hypericum hilft besonders da, wo nervenreiches Gewebe geprellt worden ist, also z.B. im Bereich von Fingern, Zehen, Lippen und Nase. Die Schmerzen sind stechend, brennend und manchmal mit Taubheitsgefühl oder „Ameisenlaufen“ verbunden.

- Symphytum

Der deutsche Name „Beinwell“ weist auf die Beziehung von ***Symphytum*** zu den Knochen hin. Wenn die Prellung an den Knochen erfolgt ist, also z.B. am Schienbein mit einem Bluterguss an der Knochenhaut, kann man ***Symphytum*** anwenden. Auch bei Augenprellungen durch z.B. Schneeball oder Tennisball hilfreich (s. a. „Augenbeschwerden“).

- Bellis perennis

Handelt es sich um eine Prellung der Brust, z.B. durch den Sicherheitsgurt bei einem Verkehrsunfall, so hilft ***Bellis perennis*** (Gänseblümchen) besser als ***Arnica***.

• Calendula

Wenn die Verletzung mehr im muskulären Bereich liegt, also z.B. ein Muskelfaserriss beim Fußballer oder andere Muskelzerrungen und Prellungen, besonders bei Sportverletzungen, so hilft ***Calendula*** besser als ***Arnica***.

Prüfungsangst

Siehe „Lampenfieber"

Pseudokrupp

Pseudokrupp sollten Sie selber nur notfallmäßig zu behandeln versuchen, wenn Sie sicher sind, dass es sich um einen Pseudokrupp handelt. Im Zweifel sollten Sie einen Arzt zu Rate ziehen. Der Husten bei einem Pseudokruppanfall ist hart, trocken, bellend und tritt besonders nachts auf. Die Einatmung ist erschwert.

Vorsicht ist geboten, wenn der Husten nicht ganz typisch ist und das Kind eine kloßige oder fast tonlose Stimme hat, nicht gut schlucken kann und fiebrig ist. Es könnte sich um die gefährliche Epiglottitis handeln. Ärztliche Hilfe ist dann umgehend erforderlich.

Unabhängig von der homöopathischen Notfallbehandlung des Pseudokrupp sollten Sie durch Beruhigung und Ablenkung sowie durch frische Luft und eventuell Dampf die Symptome zu lindern versuchen.

• Aconitum

Der Husten ist heiser und trocken. Er tritt meist plötzlich nachts und vor allem um Mitternacht auf. Während des Hustens besteht deutliche Atemnot. Der Husten ist schmerzhaft. Frische Luft bessert.

- Spongia

Der Husten ist erstickend, trocken und bellend. Er verschlechtert sich bereits vor Mitternacht und warme Getränke bessern.

- Sambucus nigra

Anfallsartiger, erstickender Husten, der um Mitternacht auftritt. Das Kind bekommt so schlecht Luft, dass es blau wird. Aufrichten und Bewegung bessern die Beschwerden.

- Hepar sulphuris

Der Husten ist weniger trocken als bei ***Spongia*** beschrieben; schlechter in den Morgenstunden und besser durch warme Getränke.

Quallenverletzungen

Unabhängig von der Art der Qualle, die Sie verletzt hat, sind die Beschwerden relativ gleichartig: brennende, juckende Hautstellen, mehr oder weniger angeschwollen und manchmal mit leichtem Taubheitsgefühl.

- Aceticum acidum

Das Hauptmittel nach Quallenkontakt mit den typischen Symptomen.

- Urtica urens

Ähnliche Symptome wie ***Aceticum acidum***. Meist noch wirksam, wenn ***Aceticum acidum*** nicht ausreichend geholfen hat.

Reisekrankheit

Reisekrankheit mit Übelkeit bis zum Erbrechen tritt bei Auto-, Schiffs- und Flugreisen auf. Manche Menschen leiden aus meist ungeklärter Ursache darunter, während das Reisen anderen gar nichts ausmacht. Kindern wird es häufiger beim Autofahren schlecht, Erwachsenen auf See.

- Cocculus

Übelkeit mit Schwäche und Schwindel. Allein der Gedanke an Essen verursacht Übelkeit. Hinlegen bessert, Sitzen (besonders im Auto) verschlechtert. Der Patient will vor allem Ruhe und sich hinlegen. Schon der Anblick z.B. bewegter Boote kann Übelkeit erzeugen.

- Tabacum

Vor allem, aber nicht nur bei Seekrankheit. Der Patient hat das typische blass-grünliche Gesicht mit kaltem Schweiß. Trotz des Fröstelns geht es ihm in frischer Luft besser. Augenschließen bessert das Befinden, Tabakrauch verschlechtert es.

- Petroleum

Übelkeit mit viel Speichelbildung. Trotz Übelkeit besteht Appetit, wobei Essen die Übelkeit auch bessert.

Röntgen

Folge von Röntgenstrahlen und Vorbeugung vor Schäden durch Röntgenstrahlen siehe „Bestrahlungsfolgen“.

Röteln

Röteln gehören zu den Kinderkrankheiten. Bei der Behandlung sind einige allgemeine Gesichtspunkte zu beachten. Näheres dazu finden Sie unter dem Stichwort „Kinderkrankheiten".

Rückenschmerzen

Chronische Rückenschmerzen bedürfen der ärztlichen Behandlung. Wenn die Rückenschmerzen plötzlich wie aus heiterem Himmel auftreten, nennt man das Hexenschuss (akute Lumbago). Beim Ischias strahlen die Beschwerden vor allem in die Beine aus. Solange keine Lähmungserscheinungen und/oder Taubheit vorliegen, kann man sich oftmals homöopathisch relativ schnell helfen.

• Rhus toxicodendron

Die Beschwerden treten häufig durch plötzliche Abkühlung oder Durchnässung auf. Sie verschlechtern sich durch Kälte. In Ruhe und nachts sind die reißenden Schmerzen schlimmer, sie werden durch leichte anhaltende Bewegung und Wärme gebessert. Oft besteht ein Gefühl, als ob das Kreuz gebrochen sei.

• Bryonia

Auch hier ist die Auslösung eine Verkühlung, manchmal sogar bloßes Trinken kalter Getränke bei heißem Wetter. Die Schmerzen sind stechend. Im Kreuz besteht ein Gefühl der Steifheit. In Ruhe und durch starken Druck werden die Beschwerden gelindert, Wärmeanwendungen lindern nicht deutlich, manchmal verschlimmern sie sogar die Beschwerden.

• Arnica

Wenn ein Gefühl wie verrenkt im Kreuz besteht und wenn die Schmerzen durch eine Überbelastung ausgelöst worden sind, kann ***Arnica*** helfen. Durch Berührung werden die Beschwerden schlimmer, in Ruhe besser, wobei alles, worauf man liegt, zu hart zu sein scheint.

• Nux vomica

Bei den vom Hexenschuss befallenen Patienten handelt es sich eher um einen reizbaren Menschen. Die Beschwerden treten schon nach geringer Verkühlung oder leichtem Verheben auf. Die brennenden Schmerzen verschlimmern sich oft in der zweiten Nachthälfte, ein Umdrehen im Bett ist dann nur mit gleichzeitigem Aufrichten möglich. Überhaupt verschlimmern sich die Schmerzen durch Bewegung. Sie werden besser durch Wärme.

Scharlach

Scharlach zeigt sich durch den typischen roten Ausschlag am Körper und an der Mundschleimhaut. Die Mandeln sind entzündet.

Die homöopathische Behandlung sollte möglichst schnell einsetzen, um Komplikationen zu vermeiden. Es gibt auch die Möglichkeit, den Ausbruch von Scharlach zu verhindern oder stark abzuschwächen, wenn man Gefährdete (z.B. Geschwister, sonstige Kontaktpersonen) wie später beschrieben vorbeugend behandelt.

Die Behandlung von Scharlach sollte grundsätzlich durch den Arzt erfolgen, als Soforthilfe kann man jedoch ***Belladonna*** verabreichen.

- Belladonna

Es besteht ein roter Körperausschlag. Genauso rot ist die Mundschleimhaut. Die Zunge ist eher noch greller rot. Der Rachen, das Zäpfchen und die Mandeln sind hochrot. Auf den Mandeln können Eiterstippchen zu sehen sein. Manchmal ist die rechte Mandel mehr als die linke Mandel befallen. Obwohl das Schlucken schmerzhaft ist, besteht häufig Neigung zum Schlucken. Bei Fieber ist der Patient hochrot und glühend heiß. Am Kopf und wo er bedeckt ist, schwitzt er stark. Auffallend sind dabei die oftmals kalten Hände und Füße.
Zur Vorbeugung kann man gleichfalls ***Belladonna*** verabreichen. Man sollte 1 x 3 Globuli in der C 200 allen Personen in der Umgebung des Scharlachfalles geben.

Wie vorhin bereits erwähnt, gehört die homöopathische Behandlung des Scharlachs in die Hand eines erfahrenen homöopathischen Arztes. Sollten Sie einen solchen nicht erreichen können, ist eine Penicillinbehandlung eventuell besser als gar keine Behandlung, falls ***Belladonna*** nicht geholfen hat. Denken Sie auch an die Ansteckungsgefahr für Menschen, die nicht in homöopathischer Behandlung sind.

Schlafstörungen

Schlafstörungen können viele Ursachen haben. Eine professionelle homöopathische Behandlung wird oft Erfolg haben.

- Passiflora

Als unspezifische Behandlung hat sich die Einnahme von ***Passiflora*** in der Urtinktur oder D 2 bewährt. 20 Tropfen vor dem Schlafengehen wirken besser als die höher potenzierte Zubereitung. Allerdings kann es ein bis zwei Wochen dauern, bis der Schlaf wirklich besser wird.

- Kalium carbonicum

Wenn die Patienten fast ausschließlich nachts zwischen zwei und vier Uhr erwachen und schlecht wieder einschlafen können, hilft die C200 1x / Woche genommen.

- Zincum metallicum

Wegen Unruhe der Beine ist das Einschlafen gestört.

- Nux vomica

Schlafstörungen nach Ärger, geistiger Überlastung oder wegen Kopfschmerzen.

- Coffea

Ruhelos nach zuviel Kaffee- oder Teegenuss.

- Phosphorus

Wacht mit Hunger auf und kann erst nach Essen und Trinken wieder einschlafen.

Schlaganfall

Schlaganfälle sind meist eine Folge von Durchblutungsstörungen oder eine Folge von Blutungen. Die Sterblichkeit ist hoch und die Spätfolgen sind zum Teil schwerwiegend.

Homöopathisch lässt sich die **Akutsituation** hilfreich begleiten, unabhängig von der intensivmedizinischen Versorgung, die ja manchmal auch auf sich warten lässt.

- Aconitum

Aconitum ist immer das erste Mittel, wenn Angst oder gar Todesangst im Vordergrund stehen.

- Arnica

Wenn *Aconitum* in der C200 einmalig gegeben worden ist, folgt ähnlich wie beim Herzinfarkt *Arnica*. Zunächst am besten in sehr hoher Potenz (mindestens XM). Aber auch die C200 tut gute Dienste. *Arnica* sollte alle fünf Minuten gegeben werden (wenn möglich aus dem Wasserglas), bis die ersten Ausfallserscheinungen gebessert sind, bzw. der Patient in intensiver ärztlicher Betreuung ist. Häufig ist zu beobachten, dass die Patienten, die *Arnica* brauchen, trotz deutlicher Symptome behaupten, sie seien „quasi gesund" und bräuchten gar keine spezielle Behandlung.

- Aurum metallicum

Nach der Erstgabe von *Aconitum* und *Arnica* immer dann, wenn das Gesicht des Patienten sehr rot und ein Bluthochdruck des Patienten bekannt ist.

- Opium

Nach der Erstgabe von *Aconitum* und *Arnica* immer dann, wenn das Gesicht des Patienten sehr rot ist, aber im Gegensatz zu *Aurum* die Pupillen sehr eng sind und der Puls langsam und voll. Auffallende Schmerzlosigkeit.

Nach einem Schlaganfall beginnt oft eine schwere Zeit für Patienten und Angehörige. Die Ausfälle und Lähmungen können ein ganzes Leben dauerhaft verändern. Neben der allgemeinen medizinischen Behandlung kann man mit homöopathischen Mitteln oft noch Fortschritte erzielen, auf die niemand zu hoffen gewagt hatte. Dazu braucht es professionelle homöopathische Hilfe. Bis dahin kann schon „vorgearbeitet“ werden:

- Arnica

Auch wenn ***Arnica*** schon früher gegeben worden ist, sollte es jetzt nochmals wiederholt werden (z.B. 1 x / Monat C 200).

- Diphterinum

Ein grundlegendes Mittel, um Lähmungen günstig zu beeinflussen (z.B. C 200 1 x / Monat).

- Lachesis

Bei Lähmungen nur auf der linken Körperseite (Gesicht auch rechts möglich). 1 x / Monat drei Monate lang C 200 geben.

- Crotalus horridus

Bei Lähmungen nur auf der rechten Körperseite (Gesicht auch links möglich). 1 x / Monat drei Monate lang C 200 geben

Wenn wir gar keine Idee haben oder nichts helfen will und wir immer noch keine professionelle homöopathische Hilfe gefunden haben, gibt es einen weiteren sinnvollen Versuch:

- Sulphur

C 200 1 x / Woche 2 Monate lang. ***Arnica*** sollte bereits ausreichend gegeben worden sein. Besonders wirksam bei Folgen von Hirnblutungen.

Schlangenbisse

Die Erste Hilfe besteht soweit möglich z.B. im Aussaugen der Wunde, Ruhigstellung der verletzten Extremität und Gabe des Gegenserums.

• Aconitum

Zur Beruhigung bei Schock.

• Ledum

Ledum ist hier ein „Universalmittel", das die Folgen von Schlangenbissen abmildern kann.

• Carbolicum acidum

Wer in einem Gebiet mit giftigen Schlangen unterwegs ist, sollte dieses Mittel bei sich haben und es als erstes Mittel einsetzen. Es ersetzt jedoch nicht die Erste Hilfe.

Schleudertrauma

Das Schleudertrauma der Halswirbelsäule wird häufig nicht ernst genommen, erst wenn die Beschwerden nicht verschwinden, wird Hilfe gesucht. Deswegen bietet sich die sofortige homöopathische Behandlung an, die übrigens auch noch wirkt, wenn das Schleudertrauma schon länger zurückliegt.

• Arnica

Bei Schleudertraumen der Halswirbelsäule (typisch bei Auffahrunfällen) ist ***Arnica*** angezeigt.

• Hypericum

Dieses Mittel ist hilfreich, wenn starke, stechende Schmerzen mit Taubheitsgefühl und „Ameisenlaufen" bestehen.

Auch Verletzungen im Bereich der Brust- und Lendenwirbelsäule mit Nervenstörungen können notfallmäßig mit ***Hypericum*** behandelt werden.

Schluckauf

Schluckauf kann sehr lästig sein. Wenn er ab und zu akut auftritt, braucht es meist keine Behandlung. Wenn er akut sehr beschwerlich ist, kann man die folgenden Mittel versuchen:

- Belladonna

Schluckauf, bei dem sich der Patient jeweils kurz etwas streckt.

- Cuprum metallicum

Schluckauf in der Schwangerschaft.

Lang andauernder und wiederkehrender Schluckauf sollte auf seine Ursachen untersucht werden. Wenn keine gefunden werden, gibt es diese Hilfe:

- Hyoscyamus

Blasse, gequält wirkende Patienten.

- Stramonium

Während der Schluckaufphasen ist das Gesicht meist gerötet.

Schnittwunden

Hinweise finden Sie unter dem Stichwort „Wunden“.

Man sollte nicht jeden Schnupfen gleich zu bekämpfen versuchen, auch wenn er sehr lästig ist. Die homöopathische Behandlung soll nicht dazu dienen, Symptome zu beseitigen, sondern den ganzen Menschen gesünder zu machen. Die durch einen Schnupfen erzwungene Einschränkung anderer Aktivitäten („man hat die Nase voll“) kann manchmal hilfreicher sein, als ein homöopathisches „Schnupfenmittel“.

Wenn der Schnupfen sehr belastend ist, können die folgenden Mittel lindern:

- Allium cepa

Hilft eigentlich immer bei Fließschnupfen in Innenräumen, auch wenn der Grund des Schnupfens nicht bekannt ist. Die Nase wird vom Schnäuzen wund.

- Arsenicum album

Hilft eigentlich immer bei Fließschnupfen, der draußen schlechter ist, auch wenn der Grund des Schnupfens nicht bekannt ist. Die Nase wird vom Schnäuzen wund.

- Euphrasia

Schnupfen, der die Nase trotz häufigen Schnäuzens nicht wund macht.

- Sambucus nigra

Säuglingsschnupfen. Eher zäh, als wässrig.

Wenn Schnupfen im Rahmen einer Erkältungskrankheit auftritt, so können Sie auch unter dem Stichwort „Erkältungskrankheiten“ nachsehen, bei Nasennebenhöhlenbeschwerden unter diesem Stichwort.

Schock

Siehe auch unter den Stichworten „Ängste“ und/oder „Ohnmacht“. Homöopathisch kann immer, zumindest begleitend zu anderen Maßnahmen, gelindert werden.

• Aconitum

Wenn der Schreck als Ursache im Vordergrund steht.

• Arnica

Wenn der Schock mit einer Verletzung im Zusammenhang steht.

• Opium

Schock nach Bewusstseinsverlust.

Schulbeschwerden

Bei Schulkindern treten viele Beschwerden auf. Manche sind mit dem Aufenthalt in der Schule verknüpft („Kopfschmerzen, Schulkopfschmerzen“), manche zeigen sich erst in der Schule, weil da Lernstörungen, Verhaltensstörungen oder Entwicklungsstörungen erst entdeckt werden (s. „Lernstörungen“, „Digitale Demenz“, „Entwicklungsstörungen“).

Wichtige Mittel für Schulkinder können die folgenden sein, die man als „erste Hilfe“ probeweise einsetzen kann. In der Regel wird jedoch eine professionelle homöopathische Behandlung notwendig und erfolgreich sein.

- Ignatia

Psychische Beschwerden. Schnell gekränkt, „hysterisch", „pubertär", enttäuscht, fühlt sich ungeliebt von Lehrern und/oder Mitschülern.

- Natrium muriaticum

Psychische Beschwerden. Kommt nicht über schlechte Benotung oder ungerechte Behandlung hinweg. Zieht sich deswegen zurück. Lässt sich nicht trösten oder umstimmen. Schulkopfschmerz ab 10 Uhr. Schwierigkeiten beim Rechnen.

- Calcium carbonicum

Ist trotz vielen Bemühens zu langsam bei allem. Vergisst schnell das Gelesene. Bewegungsfaul und isst gerne.

- Cocculus

Erschöpft, müde, übernächtigt. Meist infolge von zu langem Aufbleiben mit z.B. Computerspielen. Kann nichts Neues aufnehmen im Unterricht.

- Barium carbonicum

Deutlicher geistiger und/oder motorischer Entwicklungsrückstand anlagebedingt oder durch einseitige Entwicklung (digitale Medien-Abhängigkeit). Lern- und Auffassungsstörungen aller Art.

Schwäche

Eine Schwäche kann viele Ursachen haben. Das gilt es genau herauszufinden und dann entsprechend (homöopathisch) zu behandeln. Hier wird man ohne professionelle

Hilfe nicht weit kommen. Es gibt jedoch ein Mittel, das gar nicht selten bei Schwäche sehr hilfreich sein kann:

- China

Jede Form von Schwäche, die nach dem übermäßigen Verlust von Körperflüssigkeiten aufgetreten ist.
Also beim Stillen, nach Blutungen, nach Durchfall oder Erbrechen, nach übermäßigem Schwitzen, auch bei Beschwerden nach Saunabesuch.
Diese Schwäche ist häufig verbunden mit Schlafstörungen und Reizbarkeit.

Schwangerschaftsbeschwerden

Eine Schwangerschaft ist keine Krankheit. Trotzdem treten in Schwangerschaften (s. auch „Geburt", „Stillen", „Wochenbett", „Schlafstörungen") immer wieder Beschwerden auf, die sehr lästig sein können und für die nebenwirkungsfreie Medikamente sehr erwünscht sind. Die homöopathischen Mittel sind also gerade in der Schwangerschaft, auch zum Schutz der Ungeborenen, ideal.

Blutungen während der Schwangerschaft und drohender Abort können sehr gut homöopathisch beeinflusst werden. Auch seelische Beschwerden und körperliche Beeinträchtigungen sind meist gut, schnell und sicher homöopathisch zu behandeln. Diese Behandlung sollten aber durch homöopathisch Erfahrene, vorzugsweise Hebammen, durchgeführt werden.

Besonders in der Frühschwangerschaft ist das **Schwangerschaftserbrechen** manchmal ein Problem. Hier ist eine Selbstbehandlung möglich. Jede Schwangere kann versuchen, unter den vorgestellten Mitteln eines zu finden, das gut zu ihren Beschwerden passt.

- Sepia

Anhaltende, extreme Übelkeit mit morgendlichem Nüchternerbrechen. Übelkeit bereits beim Anblick, beim Geruch oder selbst bei Gedanken an Speisen. Flaues Gefühl im Magen, das z.B. durch Knabbern an Keksen gelindert wird.

- Nux vomica

Übelkeit mit dem Gefühl der Besserung, wenn man brechen könnte, dabei übler Mundgeschmack. Essen verschlechtert alles. Reizbarkeit, Krämpfe in den Fußsohlen und unfähig zu entspannen.

- Arsenicum album

Bereits morgens Übelkeit mit eher Aufstoßen als Erbrechen. Übelkeit beim Geruch und Gedanken an Speisen. Erbrechen beim Essen jeglicher Lebensmittel und sofort nach dem Trinken, dabei viel Durst und große Schwäche. Ungeduldig, reizbar.

- Pulsatilla

Überfallsartiger Ekel vor Speisen mit Brechübelkeit vor allem bei Beginn der Nahrungsaufnahme. Durstlosigkeit, Mundgeruch. Geschmacks- und Geruchsverminderungen.

- Tabacum

Bereits die geringste Bewegung führt zu heftiger Übelkeit mit Erbrechen. Nur völlige Ruhe lindert.

• Colchicum

Bereits der geringste Geruch von Speisen verursacht Übelkeit und Erbrechen. Auch Bewegung oder gar Fahren wird nicht vertragen.

Das ist eine Auswahl der Mittel, die zur Selbstbehandlung infrage kommen. Darüberhinaus können Sie sich professionelle Hilfe suchen.

Schwindel

Wenn plötzlich Schwindel auftritt, so kann dieser verschiedene Ursachen haben, auch solche, die eine dringende Behandlung erfordern (z.B. Gehirn-Durchblutungsstörungen).

Wenn kein ernster Notfall vorliegt und/oder die Zeit bis zur Untersuchung durch einen Arzt genutzt werden soll, kommen die unten stehenden Mittel infrage. Nicht selten vergeht bereits unter der homöopathischen Akutbehandlung der Schwindel.

• Cocculus

Drehschwindel, besonders beim Aufstehen vom Liegen.

• Conium

Schwindel beim Drehen oder Bewegen des Kopfes und/oder der Augen.
Schwindel im Liegen, schlechter beim Umdrehen.

• Nux vomica

Schwindel beim Aufstehen vom Sitzen oder beim Kopfheben.

Ursachen sind häufig Verdauungsstörungen, sitzende Lebensweise, Alkohol, Rauchen, geistige Überanstrengung.

- **Phosphorus**

Schwindel bei Kopfbewegungen, beim Aufwärts- und Abwärtssehen. Nach geistiger Anstrengung und Lesen und auch in Linkslage Verschlechterung des Schwindels.

- **Gelsemium**

Schwindel mit verschwommenem Sehen. Sommerhitze und Föhnwind können Auslöser sein. Häufig zu beobachten ist die Furcht zu fallen.

Seekrankheit

Hinweise zur Behandlung der Seekrankheit finden Sie unter dem Stichwort „Reisekrankheit".

Sepsis

Jede Art von Infektion, also nicht nur von außen kommend durch Wunden, sondern auch im Körper selbst bei z.B. Lungenentzündungen oder Entzündungen anderer Organe entstehend, kann eine Sepsis auslösen. Dies geschieht besonders häufig bei Menschen mit einem geschwächten Immunsystem.

Eine Sepsis ist immer ein Notfall und braucht meist intensivmedizinische Hilfe. Also nichts für eine Laienbehandlung. Allerdings gibt es ein Mittel, das jederzeit zusätzlich zur konventionellen Behandlung gegeben werden kann, manchmal auch gegeben werden sollte:

• Pyrogenium

Bei Beginn der Sepsis (unabhängig von der Art der Symptome und dem Schweregrad) C 200 als Einmal-Standard-Gabe. Danach einmal täglich C 200, bis zur Besserung der Symptome begleitend zu allen anderen Maßnahmen. Spätestens wenn die konventionelle Therapie die Sepsis nicht mehr begrenzen kann, sollte ***Pyrogenium*** eingesetzt werden. Wir haben Fälle beobachtet, bei denen es bereits nach der einmal wiederholten Gabe von ***Pyrogenium*** C 200 zu einem Stillstand des dramatischen Verlaufs kam und die vorher wirkungslose gewordene konventionelle Behandlung wieder zu wirken begann.
Wenn keine korrekte intensivmedizinische Behandlung der Sepsis möglich ist, wie z.B. in Katastrophenlagen, kann die sofortige Gabe von ***Pyrogenium*** und die Wiederholung „aus dem Wasserglas" alle 15 Minuten manchmal den tödlichen Verlauf verhindern. Ein Versuch sollte in jedem Fall gemacht werden (s. „Katastrophen").

Sodbrennen

Wenn Sodbrennen über lange Zeit besteht oder immer wieder auftritt, sollte man nach den Ursachen schauen. Als erste Hilfe ist Natron sehr gut wirksam. Man löst dazu einen Teelöffel Natron (oder zur Not auch Backpulver, wenn kein Natron griffbereit) in einem Glas Wasser auf und trinkt langsam schluckweise, bis zur Besserung.

Nachhaltiger ist die homöopathische Behandlung:

• Nux vomica

Bei allen Arten von Sodbrennen, bei denen zu viel, zu saures oder schweres Essen die Ursache ist. Außerdem nach zuviel geistiger Arbeit, Alkohol oder Stress. Bei und nach Ärger.

- Phosphorus

Vor allem nachts. Das Brennen kann bis zur Wirbelsäule ausstrahlen. Viel saures Aufstoßen. Durst auf kalte Getränke. Durst und Hunger nachts.

- Pulsatilla

Sodbrennen während der Schwangerschaft und im Zusammenhang mit der Periode. Übelkeit kann gleichzeitig bestehen. Sodbrennen allgemein bei durstlosen Patienten.

Sonnenallergie

Bei einer Sonnenallergie liegt keine eigentliche Allergie vor, sondern eine Reaktion der Haut (Dermatose) auf Sonnenstrahlen. Trotzdem hält sich die Bezeichnung Sonnenallergie.

- Natrium muriaticum

Ein Versuch mit der 2 x wiederholten Gabe einer C 200 sollte gemacht werden.

- Sol

Sehr bewährtes Mittel bei Sonnenallergie. Mehrfache Gabe C 200 möglich.

Sonnenbrand

Siehe „Verbrennungen 1. Grades“

Sonnenstich

Einen Sonnenstich sollte sich heutzutage eigentlich niemand mehr zuziehen, weil schon aus Gründen der Belastung mit UV-Strahlen kein längerer Aufenthalt in der prallen Sonne stattfinden sollte. Und trotzdem gibt es Situationen, z.B. nach Segeltouren oder Bergtouren, in denen es zu einem Sonnenstich gekommen ist. Eine notfallmäßige homöopathische Behandlung ist sehr gut wirksam. Wenn die Wirkung nicht schnell einsetzt, ist ärztliche (am besten homöopathische) Hilfe zu holen. Denken Sie unbedingt ans Trinken!

• Belladonna

Das schwitzende Gesicht ist rot und heiß. Weite Pupillen. Die Hals- und Schläfenschlagadern klopfen stark. Es besteht eine starke Empfindlichkeit gegen Erschütterungen.

• Glonoinum

Das stark klopfende Gefühl beschränkt sich nicht nur auf den Kopf wie bei ***Belladonna***, sondern steigt aus der Brust nach oben. Das Gesicht kann rot sein, bei ausgeprägtem Sonnenstich jedoch auch blass. Starker Kopfschmerz, der durch Nasenbluten oder kalte Anwendungen gelindert wird.

Soor

Die Besiedelung der Schleimhaut durch Pilze wird als Soor bezeichnet. Meist tritt Soor auf, wenn das Immunsystem geschwächt ist (z.B. Chemotherapie). Oder bei Babies, wenn das Immunsystem noch nicht genug entwickelt ist (s. „Mundentzündungen“).

Grundsätzlich heilt der Soor, wenn das Immunsystem wieder gestärkt ist. Homöopathisch können probeweise zwei Mittel versucht werden.

- Borax

Die Beschwerden sind heftig, obwohl der Befund nicht so heftig zu sein scheint. Es besteht ein muffiger Geruch. Auch starker Uringeruch. ***Borax*** ist auch häufig wirksam bei Scheidenpilz mit starkem Uringeruch.

- Carbo vegetabilis

Besonders für immungeschwächte Menschen, denen schnell kalt ist und die trotzdem frische Luft brauchen. Schwäche bei schwerer Grundkrankheit.

Steißbeinschmerzen

Ob durch einen Sturz, wenn ***Arnica*** nicht ausreichend geholfen hat, oder durch andere Verletzungen, wie z.B. Überdehnung unter der Geburt, können Steißbeinschmerzen manchmal jahrelang bestehen bleiben. Homöopathisch gibt es ein meist hilfreiches Mittel:

- Castor equi

Zunächst einmalig C 200 und eine Woche abwarten. Bei mangelnder oder nachlassender Wirkung Wiederholung 1 x / Woche, längstens vier Wochen.

Sterben

Auch wenn man sich vielleicht nicht gerne mit dem Sterben beschäftigen möchte: Auch der Tod und damit das Sterben gehören zum Leben. Mit homöopathischen Mitteln haben wir es in der Hand, Sterbenden den letzten Weg leichter zu machen und uns als Angehörigen den Abschied zu erleichtern (s. auch „Trauer“).

- Arsenicum album

Die Sterbenden sind voller Unruhe. Ängstlich. Gereizt. Frostig.

- Carbo vegetabilis

Die Sterbenden sind extrem geschwächt. Frostig. Können nicht sterben. Starkes Luftverlangen.

- Phosphorus

Todesfurcht. Kann nicht alleine sein. Vorahnungen, die oft eintreten.

Stillbeschwerden

Für alle Stillbeschwerden gibt es hilfreiche homöopathische Mittel, die von erfahrenen Homöopathen gut gefunden werden können. Hier finden Sie einige Mittel, die auch von Laien probeweise und nebenwirkungsfrei angewandt werden können, wenn keine professionelle homöopathische Hilfe zur Verfügung steht.

Zunächst die Mittel bei **Störungen des Milchflusses**:

- Lac humanum

Wenn der Milchfluss aus psychischen Gründen stockt, z.B. weil die Mutter Angst hat, nicht genügend Milch zu haben. Auch gegen Beschwerden, die seit dem Abstillen bestehen.

- Urtica urens

Wenn der zunächst vorhandene Milchfluss versiegt.

- Dulcamara

Wenn der zunächst vorhandene Milchfluss durch Erkältung versiegt.

Die häufigsten Stillbeschwerden entstehen durch **Entzündungen** an der Brustwarze oder Entzündungen der Brust. Neben Maßnahmen wie „Ruhigstellung“, Ausstreichen, Quarkwickel und Abpumpen kommen die folgenden Mittel infrage:

- Belladonna

Rot entzündete Brust, häufig rechts stärker.

- Bryonia

Rechts oder beidseitig. Rot. Die Brust ist voll und schwer. Fester Halt lindert.

- Phytolacca

Weiche Stillbrüste mit entzündeten Knoten. Beim Stillen strahlen die Schmerzen in Richtung Rücken aus. Die Milch kann Eiter und Blut enthalten. Hohes Fieber ist möglich.
Phytolacca kann auch bei beginnenden Beschwerden der Brustwarze gegeben werden.

- Hepar sulphuris

Extrem berührungsempfindlich. Wärme lindert. Kurz vor Eiter-/Abszessbildung.

• Lachesis

Rot-bläuliche Entzündung. Vorwiegend linke Seite.

• Lac caninum

Die sehr plötzlich auftretende Brustentzündung wechselt von Brust zu Brust.
Manchmal ist nur die **Brustwarze empfindlich** und verändert.

• Phytolacca

Am Beginn von Beschwerden an der Brustwarze.

• Castor equi

Eher schon länger bestehende Hautstörungen an der Brustwarze, die sich jetzt verschlechtern und das Stillen erschweren.

Wenn das **Kind** die Brust **verweigert**, liegen oft Beziehungsstörungen zwischen Mutter und Kind vor, die entsprechend behandelt werden müssen.

Manchmal aber hat das **Kind Beschwerden**, weswegen es nicht trinkt. Solange der Säugling wenigsten etwas Muttermilch trinkt, kann das entsprechende Mittel alternativ auch der Mutter gegeben werden.

Zwei Mittel sollten bei dieser Art von Beschwerden besondere Beachtung finden:

• Borax

Das Kind hat eine Mundentzündung, meistens Soor, und verweigert wegen Schmerzen das Gestilltwerden.

- Silicea

Das Kind erbricht viel von der getrunkenen Milch. Obwohl keine Allergie vorliegt, wirkt es, als ob das Kind allergisch auf die Milch wäre.
Der Säugling ist meist zart, untergewichtig und verfroren mit Neigung zu feuchten Füßen.

Stromschlag

Stromschlag und Blitzschlag erfordern die gleichen homöopathischen Mittel. Das Wichtigste sind aber die sofortigen Erste-Hilfe-Maßnahmen: Entfernung von der Stromquelle, Notarzt rufen, Wiederbelebungsversuch, Kreislaufstabilisierung durch Lagerung und Infusion. Unabhängig davon sollten homöopathische Mittel verabreicht werden.

- Phosphorus

Der Patient ist bei Bewusstsein. Auch ein Mittel für die bleibenden Folgen eines Stromschlages.

- Nux vomica

Der Patient ist bewusstlos.

Tennisarm

Beim Tennisarm, bzw. dem Tennisellenbogen, oder bei Beschwerden an anderen Sehnenansätzen von überlasteten Muskeln hilft natürlich die Entlastung. Homöopathisch gibt es zwei Mittel, mit denen man versuchen kann, den Heilprozess zu beschleunigen. Längere Versuche als vier Wochen mit einem Mittel sollte man als homöopathischer Laie nicht durchführen.

• Ruta graveolens

C 200 1 x / Woche, vier Wochen lang.

• Agaricus muscaris

Wenn *Ruta* nicht geholfen hat, lohnt sich ein Versuch mit *Agaricus* C 200 1 x / Woche, vier Wochen lang.

Tiere

Auch wenn dieses Buch ausschließlich von der Behandlung der Menschen handelt, sollten Tierfreunde doch wissen, dass für Tiere die gleichen Mittel und die gleichen Dosierungen infrage kommen. Natürlich nur, wenn die Symptome und Krankheiten, wie ich sie hier für Menschen beschrieben habe, beim Tier vorkommen. Unter „Liebeskummer“ sehen Sie ein Beispiel für dieses Vorgehen.

Trauer

Kummer nach einem Trauerfall ist normal und notwendig und braucht keine homöopathische Behandlung. Wenn jedoch der Kummer gar nicht besser wird, kommen folgende Mittel infrage:

• Ignatia

Der Tod eines Angehörigen, Freundes, auch eines geliebten Tieres wird als Verlassenwerden empfunden. Als Enttäuschung bei einer tiefen Verbindung, die durch den Tod gewaltsam gelöst wurde. Kummer nach dem Tod eines Kindes. Viel Weinen oder völlige Verschlossenheit.

• Causticum

Langanhaltender Kummer nach dem Tod von Eltern oder Freunden.

• Natrium muriaticum

Lang anhaltender Kummer nach Todesfall. Kann nicht mehr weinen. Weist Trost ab.

Übelkeit

Hinweise zur Behandlung finden Sie unter den Stichworten "Schwangerschaftsbeschwerden", „Chemotherapie", „Reisekrankheit", „Magen-Darm-Verstimmungen".

Überanstrengung (körperlich)

Die homöopathische Behandlung von Überanstrengungen hat sich gut bewährt. Man kann sich selbst und anderen schnell Linderung verschaffen. Es wäre natürlich besser, es gar nicht erst zu Überanstrengungen kommen zu lassen.

Überanstrengungen im Allgemeinen

Hier sollte man vor allem an ein Mittel denken:

• Arnica

Arnica ist auch hier ein bewährtes Hilfsmittel. Schmerzen, besonders im Bereich der Muskeln, nach Überanstrengungen wie z.B. durch Bergtouren und Wanderungen von wenig Geübten, lassen sich gut mit diesem Mittel behandeln. Immer besteht das Gefühl „wie zerschlagen".

Überanstrengungen der Gelenke

Hier kommen zwei Mittel in Frage:

• Rhus toxicodendron

Die im Allgemeinen mehr reißenden Schmerzen nach Überanstrengungen werden in Ruhe schlechter und durch leichte Bewegung sowie Wärmeanwendungen (heißes Bad) besser.

• Arnica

Auch bei Überanstrengungen der Gelenke ist ***Arnica*** hilfreich, wenn der Schmerz „wie zerschlagen" auftritt. In erster Linie ist bei Überanstrengungen der Gelenke jedoch an ***Rhus toxicodendron*** zu denken.

Überanstrengungen der Hände

Nach sportlichen Überlastungen, nach zuviel Musizieren oder nach entsprechender Gartenarbeit sind manchmal die Hände und Handgelenke isoliert überanstrengt. Eine sofortige homöopathische Behandlung bringt oft große Hilfe.

• Gelsemium

Folgen von Überanstrengung, bei denen es zu Zittern und/oder fast zur Lähmung der überanstrengten Gliedmaßen gekommen ist, werden durch ***Gelsemium*** gelindert. Besonders Überanstrengungen des Unterarms und der Hände lindert ***Gelsemium***.

• Rhus toxicodendron

Wie bei der Überanstrengung der Gelenke werden auch bei den Händen die im Allgemeinen mehr reißenden Schmerzen nach Überanstrengung in Ruhe schlechter und durch leichte Bewegung sowie Wärmeanwendungen (heißes Bad) besser.

• Ruta graveolens

Es besteht das Gefühl von Schmerzen und Steifheit, die durch leichte Bewegungen besser werden. Feuchte Kälte verschlechtert.

Überanstrengungen der Augen

Siehe „Augenbeschwerden"

Umknicken Sprunggelenk

Manche Menschen haben eine Neigung zum Umknicken im Sprunggelenk. Das kann mit früheren Verletzungen zusammenhängen und das kann auch ohne besondere Gründe (sozusagen konstitutionell) sein. Ein homöopathischer Behandlungsversuch bringt manchmal überraschend gute Ergebnisse.

Durch die zeitlich begrenzte Einnahme der verschiedenen Mittel sind keine Nebenwirkungen zu befürchten. Eine längerdauernde Einnahme sollte nur unter professioneller homöopathischer Kontrolle erfolgen.

• Ruta graveolens

C200 1 x / Woche, vier Wochen lang.

Wenn das noch keine Besserung bringt, folgt:

• Natrium muriaticum

C200 1 x / Woche, vier Wochen lang.

Wenn das noch keine Besserung bringt, folgt:

• Natrium carbonicum

C200 1 x / Woche, vier Wochen lang.

Wenn das noch keine Besserung bringt, sollte man die Selbstbehandlungsversuche beenden.

Unverträglichkeiten

Unverträglichkeiten, besonders für Nahrungsmittel, können im Rahmen einer intensiven homöopathischen Behandlung oft verschwinden. Fast immer werden sie zumindest abgeschwächt.

Wenn eine eindeutige Überempfindlichkeit gegenüber einem bestimmten Nahrungsmittel besteht, lohnt sich manchmal der Versuch mit einem Mittel, das diese Überempfindlichkeit schon oft geheilt hat. Je besser die infrage kommenden Mittel zu anderen Symptomen des Patienten passen, desto besser wird das Mittel helfen.

Man kann aber auch einfach probieren. Die Einnahme der C200 sollte einmal pro Woche einen Monat lang stattfinden. Danach beobachten. Wenn sich dann noch keine Besserung zeigen sollte, müsste man ein anderes Mittel nehmen. Besser wäre es, jetzt professionelle Hilfe zu suchen.

• Pulsatilla

Schlecht vertragen werden vor allem fette Speisen, Fettgebackenes, Butter, Schweinefleisch und Obst. Unverträglich sind häufig Kaffee, Milch, Sauerkraut, Zwiebeln und auch gefrorene Speisen (Milcheis).

• Arsenicum album

Die Unverträglichkeit von Obst wird häufig durch ***Arsenicum album*** gelindert. Weiter sind unverträglich Fett, gefrorene Speisen, Milch, Essig und sehr saure Speisen und Getränke.

- **Sepia**

Unverträglich sind Milch und/oder Schweinefleisch. Auch häufig wirksam bei Unverträglichkeiten von Brot, Butter, Essig, Fett, Fisch.

- **Phosphorus**

Knoblauch und/oder zuviel Salz sind unverträglich. Auch häufig wirksam bei Unverträglichkeiten von Butter, Milch, Sauerkraut.

- **Lycopodium**

Blähende Speisen wie Hülsenfrüchte und/oder Zwiebeln sind ganz unverträglich. Auch häufig wirksam bei Unverträglichkeiten von Milch, Möhren, Obst, Sauerkraut.

- **Bryonia**

Blähende Speisen wie Hülsenfrüchte sind unverträglich. Auch häufig wirksam bei Unverträglichkeiten von Brot, Milch, Obst, Sauerkraut.

- **Nux vomica**

Unverträglich Kaffee, zuviel Alkohol.

- **Ignatia**

Unverträglich Kaffee, Gurken, Süßigkeiten.

- **Selenium**

Unverträglich Tee, Salz, Süßigkeiten.

- **Argentum nitricum**

Unverträglich Süßigkeiten.

• Oleander

Unverträglich Orangen.

Venenentzündungen

Venenentzündungen treten akut auf. Es kommt plötzlich zur schmerzhaften und druckschmerzhaften Rötung und Schwellung der meist vorher schon vorhandenen Krampfadern. Das Bein ist bei dieser Erkrankung nicht wesentlich geschwollen (oberflächliche Venenentzündung). Die homöopathische Behandlung sollte möglichst bald einsetzen. Gleichzeitig sollte jemand, der des „Beinewickelns" kundig ist, einen elastischen Kompressionsverband anlegen. Alleine schon mit dieser Maßnahme und mit gleichzeitigem vielen Gehen mit gewickelten Beinen, kann der Entzündungsprozess gestoppt werden. Wesentlich schneller verläuft die Linderung, wenn man gleichzeitig homöopathisch behandelt.

Venenentzündungen treten nicht nur an den Beinen auf. Die Symptome, die nach Punktionen von Venen, durch Venenkatheter oder reizende Medikamente hervorgerufen werden, können mit den gleichen homöopathischen Mitteln behandelt werden.

Spätestens wenn der Entzündungsprozess weiter fortschreitet und wenn bei Venenentzündungen der Beine eine deutliche Schwellung hinzutritt, muss ein Arzt aufgesucht werden.

• Hamamelis

Bei jeder Art und jedem Stadium von Venenentzündung; besonders gut am Beginn, um ein Fortschreiten zu verhindern.

- **Belladonna**

Der entzündete Bereich ist glänzend rot und heiß. Schweregefühl im Bein.

- **Arnica**

Der entzündete Bereich ist mehr bläulich-rot. Hochgradige Berührungsempfindlichkeit, teilweise auch im Bereich der noch nicht sichtbar entzündeten Venen. Es besteht ein Gefühl „wie zerschlagen" oder „wie geprellt".

Verbrennungen

Verbrennungen bedürfen als Notfälle einer sofortigen Behandlung. Man unterscheidet drei Grade der Verbrennung. Die Behandlung von Verbrennungen 1. Grades kann man, wenn sie nicht zu großflächig sind, durchaus selbst durchführen. Bei Verbrennungen 2. und 3. Grades sollte man einen Arzt hinzuziehen.

Wenn Sie von den unten genannten Mitteln nur ***Cantharis*** zur Verfügung haben, können Sie dieses mit gutem Erfolg bei allen drei Verbrennungsgraden einsetzen. Auch ein Umschlag mit einer Wasserlösung mit fünf Globuli ***Cantharis*** hilft, die Verbrennungsfolgen schneller zu überwinden.

Die Erstbehandlung kann in einer sofortigen kurzen Kühlung mit Wasser bestehen. Damit soll die Hitze aus dem Gewebe möglichst schnell abgeleitet werden. Weitgehend unbekannt ist, dass in vielen Fällen bei leichteren Verbrennungen die kurze Zufuhr von Wärme hilft. Die Schmerzen lassen so schneller nach. Hat man sich zum Beispiel an einer Herdplatte verbrannt, so sollte man die verbrannte Stelle erneut kurz **in die Nähe** der heißen Herdplatte bringen.

Grundsätzlich ist der Einsatz von homöopathischen Mitteln bei allen drei Verbrennungsgraden angezeigt.

Verbrennungen 1. Grades (auch Sonnenbrand)

Typisch sind hier die Hautrötung ohne Blasenbildung und die Schmerzen.

- Cantharis

Brennende Schmerzen; kalte Anwendungen lindern.

- Arnica

Hochgradige Berührungsempfindlichkeit. Es besteht das Gefühl „wie zerschlagen" und eine dunkelrote Verfärbung der verbrannten Haut. Wenn bereits Blasenbildung eingetreten ist, hilft ***Arnica*** nicht mehr.

- Belladonna

Die Haut im verbrannten Gebiet ist sehr rot, der Schmerz ist klopfend. Wärme lindert.

Verbrennungen 2. Grades

Verbrennungen 2. Grades weisen bereits eine Blasenbildung auf. Zur Vermeidung tieferer Gewebeschäden ist hier meist eine anfängliche kurze Kühlung notwendig.

- Cantharis

Brennende Schmerzen; kalte Anwendungen lindern kurz. Die Bläschen sind mit klarer Flüssigkeit gefüllt. Es können auch große Blasen sein.

- Apis

Die verbrannte Stelle ist wässrig (ödematös) geschwollen. Es bestehen sulzige Blasen mit eher geschwollener Umgebung. Wärme führt zur Verstärkung der stechenden Schmerzen. Kälte lindert deutlich.

- Rhus toxicodendron

Wenn eine Blasenbildung sichtbar ist, wobei die Blasen schnell trüb werden und durch Kälteanwendung eine Verschlechterung der Beschwerden auftritt.

- Urtica urens

Die Symptome sind ähnlich wie bei ***Cantharis*** beschrieben. Insgesamt ein Gefühl, wie mit einer Brennnessel verbrannt, also Brennen und Jucken.

Verbrennungen 3. Grades

Verbrennungen 3. Grades bedürfen anfänglich der Kühlung und ärztlicher Behandlung. Begrenzung des Verbrennungsschadens durch:

- Arsenicum album

Brennender Schmerz, ödematöse Schwellung, abgestorbene und schwarze Haut. Nach der Hitzeableitung lindert leichte Wärme, da Kälte verschlechtert.

- Cantharis

Cantharis ist nicht das typische Mittel bei Verbrennungen dritten Grades. Aber im Notfall, wenn ***Arsenicum album*** nicht zur Hand ist, kann es mit gutem Erfolg eingesetzt werden.

Vergiftungen

Erste-Hilfe-Maßnahmen hängen von der Art der Vergiftung ab. Um die Zeit bis zum Eintreffen von Hilfe zu überbrücken, kann bereits mit der homöopathischen Behandlung begonnen werden:

- **Arsenicum album**

Bei Vergiftungen, die über den Magen gehen und zu Übelkeit und/oder Durchfall führen. Auch bei Vergiftungen durch Verletzungen (Blutvergiftung).

- **Apis**

Bei Vergiftungen, die zur Anschwellung des Kehlkopfes und zu Atemnot führen.

- **Okoubaka**

Bei Verdacht auf Vergiftung durch Nahrungsmittel oder nach Überladung des Magens. Es kann auch vorbeugend, z.B. bei der Einreise in ein Land mit ungewohnter Nahrung / Temperatur / Hygiene genommen werden.

Verhaltenstörungen

Die Homöopathie hält auch bei Verhaltensstörungen große Schätze an Hilfsmitteln bereit. Verhaltensstörungen können oft mit kundiger homöopathischer Behandlung zumindest abgemildert werden. Eine „probeweise“ Mittelgabe durch Laien ist nicht zu empfehlen. Zwei Ausnahmen möchte ich aber doch machen: Alkohol und Tabaksucht als Ausdruck einer Verhaltensstörung.

Viele Menschen mit **Alkoholabhängigkeit**, besonders in früheren Stadien, weigern sich oder trauen sich nicht in eine Behandlung zu gehen. Es gibt zwei homöopathische Mittel, die diesen Weg erleichtern können. Die Einnahme erfolgt hier mit C 200 1 x / Woche zwei Monate lang:

- Nux vomica

Mitfühlend und aufbrausend. Durch geschäftliche Gewohnheit zum Trinker geworden. Gieriger Trinker. Oft auch Raucher. Feiert zu viel und gerne.

- Sulphur

Betrinkt sich vorwiegend heimlich.
Üblicherweise sanftmütig und umtriebig, aber wenig zielstrebig.
Sagt und tut Dinge im Rausch, die er sonst nicht sagen oder tun würde.

Menschen mit **Tabakabhängigkeit** wissen, dass man Rauchen aufhören und bleiben lassen kann. Das ist oft schwer, aber es geht, wie viele Beispiele zeigen. Das Unterstützungsmittel hier ist:

- Tabacum

Wenn nach einem ersten Aufhören die Versuchung wieder kommt, hilft die direkte Einnahme von ***Tabacum*** C 200. Kann bei Bedarf jederzeit wiederholt werden (und sollte es auch). Hilft auch, den Entschluss zum Aufhören zu fassen.

Verletzungen

Verletzungen bedürfen oft einer chirurgischen Behandlung. Unabhängig davon kann man durch frühzeitige Gabe des passenden homöopathischen Medikamentes einen schnelleren und komplikationsärmeren Heilverlauf erreichen.

Arnica ist das Hauptmittel bei allen Verletzungen.

Eine Differenzierung nach Verletzungsart und Verletzungsort ergibt noch bessere Ergebnisse.

Verletzungen durch **Operationen**: s. „Operationen".
Verletzungen durch **Prellungen**: s. „Prellungen", außerdem „Geburt", „Augenbeschwerden", „Gehirnerschütterung", „Verstauchungen".

Verstauchungen

Bei Verstauchungen der Gelenke kommt es zu einer Bänderüberdehnung, die mit kleinen Einrissen des Gewebes und der Blutgefäße einhergehen kann. Es findet jedoch keine vollständige Durchtrennung statt. Die Unterscheidung, ob eine Bänderdehnung oder doch ein Bänderriss vorliegt, kann nur ein erfahrener Arzt vornehmen. Wegen eventuell notwendiger Naht des zerrissenen Bandes oder der Art der Ruhigstellung, sollte man bald einen Arzt aufsuchen.

Als Notfallbehandlung bieten sich neben der Ruhigstellung und Hochlagerung folgende Mittel an:

• Arnica

Das Hauptmittel bei Verletzungen aller Art, auch solchen, bei denen es zur Zerreißung von kleinen Gefäßen und Teilen von Bändern gekommen ist und die durch stumpfe Gewalteinwirkung hervorgerufen worden sind. Berührung ist stark schmerzhaft, Ruhigstellung lindert. Auch Umschläge mit Arnica-Tinktur oder Arnica-Salbe helfen.

• Rhus toxicodendron

Bei Zerrungen und Verstauchungen spürt der Patient Erleichterung durch Bewegung und eine Verschlimmerung der Beschwerden in Ruhe (umgekehrt: s. *Arnica*). Während es bei Beginn der Bewegung eher mehr weh tut, lassen die Schmerzen bei andauernder Bewegung deutlich nach. Warme Anwendungen lindern die Beschwerden.

- Bryonia

Schon geringe Bewegung schmerzt heftig. Während bei *Arnica* schon leichte Berührung schlecht vertragen wird, lindert hier Druck wie z.B. durch einen festen Verband.

Verstopfungen

Verstopfungen hängen hauptsächlich mit zu balaststoffarmer Ernährung und zu wenig Flüssigkeitszufuhr zusammen.

Manchmal hat eine Verstopfung auch andere Gründe, weswegen anhaltende oder wiederkehrend anhaltende Verstopfungen abgeklärt werden müssen. Immer kann jedoch ein homöopathischer Behandlungsversuch gemacht werden, besonders wenn die Ursache bekannt ist.

- Opium

Verstopfung während Opiatbehandlungen. Bei alten Menschen, wenn keine Ursache bekannt ist und kaum Beschwerden bestehen.
Darmlähmung nach Operationen, besonders solchen des Darmes. Verstopfung nach Schock oder Schreck.

- Staphisagria

Darmlähmung nach Operationen, besonders solchen mit großen glatten Schnitten und solchen im Bereich des Unterbauches.

- **Sepia**

Verstopfung auf Reisen. Verstopfung während der Schwangerschaft mit dem Gefühl eines Balles im Enddarm.

- **Nux vomica**

Verstopfung bei zuviel sitzender Tätigkeit. Zu geringe (alkoholfreie) Flüssigkeitszufuhr.

Viruserkrankungen

Viruserkrankungen sind insofern eine Besonderheit, als die konventionelle Medizin in vielen Fällen keine heilenden Medikamente zur Verfügung hat. Das sieht aus homöopathischer Sicht völlig anders aus. Praktisch alle Viruserkrankungen können prinzipiell homöopathisch geheilt werden. Natürlich spielen das jeweilige Stadium, die Begleitkrankheiten und die Lebenskraft des Patienten eine Rolle bei der Erzielung einer Heilung. Das ändert jedoch nichts an der prinzipiellen Fähigkeit homöopathischer Medikamente, Viruserkrankungen zu heilen.

Die Behandlungsvorschläge finden Sie unter den jeweiligen Stichwörtern, also beispielsweise unter „Corona", „Grippe", „Gürtelrose",„Masern" und „Magen-Darm-Erkrankungen".

Besonders große und erwünschte Hilfe gibt uns die Homöopathie, wenn wir unter Folgeerkrankungen von z.B. Virusinfekten (aber auch anderen Infektionen) leiden. Unter dem Stichwort „Infektionskrankheiten und ihre Folgen" finden Sie entsprechende Hinweise.

Wadenkrämpfe

Wadenkrämpfe können verschiedene Ursachen haben. Sie können auch ein Hinweis auf tiefer liegende Störungen sein. Von einer Dauerselbstbehandlung ist deshalb abzuraten. Da Wadenkrämpfe jedoch sehr plötzlich auftreten können und dann erhebliche Beschwerden machen, kann man ein homöopathisches Mittel versuchen, das oft hilft:

- Cuprum aceticum

Als Dosierung empfiehlt sich ausnahmsweise eine bewährte niedrige D-Potenz. ***Cuprum aceticum*** D 6 2 x 5 Tropfen täglich bis zur Besserung, dann stopp.

Warzen

Warzen sollte man grundsätzlich nicht entfernen. Ausnahmen sind natürlich der Verdacht auf Bösartigkeit und wenn sie an sehr störenden Stellen sind. Eine übermäßige Warzenbildung bei Kindern geht meist von selber wieder weg. Wenn dies nicht erfolgt bzw. bei Erwachsenen kann die Normalisierung der Warzen über eine professionelle homöopathische Gesamtbehandlung nebenwirkungsfrei angegangen werden.

Auch für Laien gibt es einige wenige Empfehlungen für einen Behandlungsversuch.

- Causticum

Warze auf der Nasenspitze. C 200 1 x / Woche vier Wochen lang, dann zuwarten.

- Antimonium crudum

Warzen und hornige Stellen an den Fußsohlen, die beim Gehen stören. C 200 1 x / Woche vier Wochen lang, dann zuwarten.

- Selenium

Neigung zu sehr trockener, schuppiger „Altershaut" mit vielen Warzen. C 200 1 x / Monat über eine längere Zeit. ***Selenium*** verhilft allgemein alten Menschen zu mehr Vitalität.

Wechseljahrbeschwerden

Die Beschwerden, die die Wechseljahre der Frau begleiten, können homöopathisch sehr gut beeinflusst werden. Hormongaben sollten (nicht nur weil sie schädlich sind) nicht mehr in Erwägung gezogen werden. In vielen Fällen wird man professionelle homöopathische Hilfe brauchen, um gute Beeinflussungen der Wechseljahrbeschwerden zu erreichen. Es gibt aber nicht wenige Frauen, die Beschwerden haben, die so typisch sind, dass die Mittelwahl auch für Laien nicht schwer ist:

- Sepia

Hitzewallungen mit kalten Schweißen. Scheidentrockenheit, verringertes sexuelles Verlangen. Partner und Familie „nerven". Erschöpfung. Druckgefühl „nach unten".

- Natrium muriaticum

Hautprobleme. Trockenheit der Schleimhäute. Brennen beim Geschlechtsverkehr. Depressive Verstimmung.

- **Lachesis**

Deutliche Hitzewallungen. Geschlossene, warme Räume sind unerträglich. Große Redseligkeit. Neigung zu Eifersucht. Misstrauisch. Alles wird besser an der frischen Luft oder wenn es zu Blutungen oder Ausfluss kommt. Alles wird schlechter durch Hitze.

- **Sulphur**

Heftige Hitzewallungen von unten nach oben mit Schweiß. Körpergeruch. Hitzeunverträglichkeit. Brennen der Fußsohlen, die nachts aus dem Bett gestreckt werden.

- **Cimicifuga**

Hauptmittel für Depressionen in den Wechseljahren. Viel innere Unruhe und Reizbarkeit. „Nervöse" Herzbeschwerden und Schlafstörungen.

Windpocken

Windpocken gehören zu den Kinderkrankheiten. Näheres dazu finden Sie unter dem Stichwort „Kinderkrankheiten".

Wochenbett

Fast alle im Wochenbett auftretenden Beschwerden können mit etwas Erfahrung auch mit homöopathischen Mitteln behandelt werden. Besonders die **Wochenbettdepression** sollte schnell unter kundiger homöopathischer Behandlung abklingen. Zum Behandlungsversuch durch Laien bieten sich die folgenden Mittel an:

- **Cimicifuga**

Übermäßig niedergeschlagene Patientinnen mit teils irrationalen Ängsten und eigentümlichen und wechselhaften psychischen Symptomen.

- **Pulsatilla**

Bei Wochenbettdepressionen von Patientinnen, denen schnell zu warm ist, die ein starkes Frischluftverlangen haben und die durstlos sind. Liebevolle Zuwendung bessert die Verfassung deutlich.

- **Sepia**

Die Depression tritt bei Patientinnen auf, die niedergeschlagen sind, weil sie sich nicht verstanden fühlen. Abneigung gegenüber ihrer Familie, ja sogar gegenüber dem Säugling. Sie wollen allein gelassen werden, haben eine Abneigung gegen Zuwendung und Trost und fühlen sich nur besser, wenn sie sich unabhängig bewegen können. Oft besteht im Beckenbereich ein Druck nach unten.

Wichtige Mittel für **weitere Wochenbettbeschwerden**:

- **Arnica**

Durch die ausreichend häufige Gabe von *Arnica* auch nach der Geburt können viele Probleme wie Nachwehen und Nachblutungen reduziert werden. Auch der Säugling, der ja das homöopathische Mittel der Mutter über die Milch aufnimmt, profitiert von *Arnica*, schließlich ist durch die Geburt auch eine erhebliche Traumatisierung des Kindes erfolgt.

• China

Wenn nach der Geburt, durch die Geburt und/oder den Blutverlust eine große Schwäche vorhanden ist, hilft ***China*** C 200 in mehrfacher Wiederholung. Auch wenn durch das Stillen zusätzlich die Kraft der Mutter vermindert wird, hilft ***China*** prompt.

• Pyrogenium

Entzündliche oder gar septische Zustände werden wesentlich gebessert (unabhängig von der sonstigen eventuell notwendigen ärztlichen Behandlung).
3 x 3 Globuli C 200 im Abstand von vier Stunden.
Bereits bei wegen Entzündungen erhöhten Temperaturen sollte man gleich mit den homöopathischen Fiebermitteln helfen, um so eventuell nebenwirkungsreiche Medikamente zu vermeiden oder zu reduzieren (s. „Fieber"). Spätestens wenn alle Stricke zu reißen scheinen, sollte jedoch ***Pyrogenium*** eingesetzt werden.

Wichtig:
Alle Mittel, die stillende Mütter einnehmen, gehen über die Muttermilch auch auf das Kind über. Das ist völlig unproblematisch.

Wunden

Wunden sollten möglichst ärztlich versorgt werden. Häufig kommt es aber zu Verwundungen, wenn kein Arzt in der Nähe ist. Neben der üblichen Erste-Hilfe-Behandlung kann man die Zeit bis zur ärztlichen Versorgung homöopathisch überbrücken. Auch begleitend zur Wundversorgung hat sich die homöopathische Behandlung bewährt.

- Staphisagria

Zur Behandlung glattrandiger Wunden. Siehe auch unter dem Stichwort „Operationen".

- Calendula

Wenn es sich mehr um zerfetzte Wunden oder um Hautabschürfungen handelt, hilft ***Calendula***. Dieses kann auch als Lösung in Form eines Umschlages äußerlich angewandt werden. Dazu lösen Sie fünf Globuli ***Calendula*** in einem Glas Wasser auf, tränken eine Kompresse damit und legen diese auf die verschmutzte Wunde oder Hautabschürfung.

- Apis

Nach Stich- oder Bissverletzungen, wenn zusätzlich noch eine Schwellung um die Verletzung herum besteht. Die Schmerzen sind stechend; kalte Anwendungen lindern.

- Ledum

Ähnlich wie ***Apis*** bei Stich- und Bissverletzungen. Es besteht jedoch keine wesentliche Schwellung. Die verletzte Stelle wird als kalt empfunden, doch die Schmerzen werden durch warme Anwendungen verstärkt.

- Silicea

Bei Splitterverletzungen, bei denen der Splitter nicht entfernt werden kann, wird durch ***Silicea*** oftmals die Abstoßung des Splitters hervorgerufen.

Tipp für Abenteurer:
Wenn man sich in abgelegenen Regionen eine Schnittwunde zuzieht und kein Klammerpflaster zur Verfügung hat, so kann man das Häutchen von der Innenseite eines rohen

Eies auf die Schnittwunde legen (bis zu acht Stunden nach Verletzung). Durch Eintrocknen des Eihäutchens werden die Wundränder zusammengezogen.

Zahnarztängste

Beschwerden und Manipulationen an den Zähnen können sehr lästig sein. Oft wird sogar der notwendige Zahnarztbesuch wegen Ängsten immer weiter hinausgeschoben. Diese Ängste können gelindert werden:

- **Phosphorus**

Hilft besonders bei Kindern und sollte am Vortag eingenommen werden. Die Kinder sind überempfindlich und stellen sich alles schlimmer vor, als es ist.

- **Argentum nitricum**

Erwartungsspannung mit Neigung zu Durchfällen. Die Zeit vergeht zu langsam.

- **Gelsemium**

Eher starr vor Angst, zittrig, schwach, unruhig.

Zahnbehandlungen

Bei und nach Zahnbehandlungen kann es zu Blutungen kommen. Neben äußerer Behandlung helfen hier homöopathische Mittel:

- **Calendula**

Hilft bei innerlicher Gabe und als Spülung.

• **Arnica**

Nach Zahnentfernung, besonders mit Verletzung von Knochen und Zahnfleisch.

• **Hamamelis**

Dunkle Sickerblutungen.

• **Phosphorus**

Hellrote Blutungen.

Nach der Zahnbehandlung, besonders nach operativen Eingriffen, kommt es nicht selten zu anhaltenden Beschwerden. Auch hierfür gibt es lindernde homöopathische Mittel.

Zahnoperationen

Viele Zahnbehandlungen, z.B. Zahnextraktionen, stellen erhebliche Verletzungen dar. Auch bei Zahnimplantaten wird viel Gewebe verletzt. Eine homöopathische Begleitbehandlung ist dabei dringend angezeigt.

• **Arnica**

Arnica ist auch hier, wie bei allen Operationen, das Hauptmittel. C 200 direkt vor der Behandlung und direkt danach. Dann immer wieder nehmen, bis der Schmerz besser wird. Wenn der Schmerz nach Besserung wieder kommt, erneute Einnahme von ***Arnica*** C 200.

• **Hypericum**

Zusätzlich zu ***Arnica***, wenn Nerven durch den Eingriff oder die Betäubungsspritze irritiert oder verletzt erscheinen.

Zahnschmerzen

Bei Zahnschmerzen sollte man den Zahnarzt aufsuchen, um die Ursache beseitigen zu lassen. Als Sofortbehandlung bieten sich die folgenden Mittel an:

- **Chamomilla**

An dieses Mittel ist vor allem bei kleinen Kindern zu denken, die gerade zahnen (s. „Zahnung“).
Die Patienten sind reizbar, überempfindlich, durstig und heiß. Manchmal ist eine Wange rot, die andere blass. Warme Getränke verschlechtern die Schmerzen.

- **Coffea**

Zahnschmerzen, die man fast nicht aushalten kann. Eiskaltes Wasser im Mund lindert die Beschwerden deutlich.

- **Arnica**

Wenn der Schmerz nach Zahnbehandlungen anhält.

- **Nux vomica**

Bei überempfindlichen und reizbaren Patienten.

- **Hypericum**

Bei Zahnnervenschmerzen.
Wenn z.B. bei einer Zahnbehandlung der Nerv verletzt worden ist.

Zahnung

Zahnungsbeschwerden bei Kindern können für das Kind und für die Familie sehr anstrengend sein. Homöopathisch ist schnelle und anhaltende Hilfe möglich. Auch bei verzögerter Zahnung kann ein Behandlungsversuch gemacht werden, wenn nicht gleich professionelle homöopathische Hilfe möglich ist.

- Chamomilla

Für die meisten schmerzhaften Zahnungsbeschwerden geeignet. Die Globuli können so oft wiederholt werden, wie die Behandlung nötig erscheint. Die Kinder sind sehr reizbar. Bewegung, auch Umhergehen, Umhertragen oder Umherfahren helfen. Manchmal ist die betroffene Backenseite rot, die andere blass. Fieber unterschiedlicher Höhe.

- Calcium carbonicum

Verzögerte Zahnung bei dicklichen, eher trägen, schnell frierenden und verstopften Kindern. Oft auch hilfreich bei spätem Sprechen- und Laufenlernen.

- Calcium phosphoricum

Gleiche Beschwerden wie bei Kindern, die ***Calcium carbonicum*** brauchen. ***Calcium phosphoricum*** hilft jedoch eher schlanken Kindern.

Zahnwurzelvereiterung

Natürlich müssen Zahnwurzelvereiterungen immer zahnärztlich versorgt werden. Häufig ist die Behandlung langwierig und nicht immer von Erfolg gekrönt. Homöopathisch gibt es Mittel, die zumindest unterstützend sehr gut helfen.

- Pyrogenium

Um die schleichenden Eiterungsprozesse zu beruhigen. C 200 1 x / Woche, vier bis acht Wochen lang, zumindest bis zur zähnärztlichen Behandlung.

• Mercurius solubilis

Die Eiterungsprozesse zeigen sich nicht nur im Röntgenbild, sondern auch am Zahnfleisch und scheinen akuter als bei ***Pyrogenium*** zu sein. Schlechter Mundgeruch.

• Silicea

Nach zahnärztlicher Entfernung der Herde, nachdem ***Arnica*** schon gegeben wurde. Um eine Fistelbildung zu beenden oder überhaupt zu verhindern.
C 200 viermal im Abstand von einer Woche.

Zeckenbiss

In manchen Gegenden werden durch Zecken Krankheiten übertragen (Borreliose, FSME).

• Ledum

Nach jedem Zeckenbiss (die Zecke sollte natürlich entfernt werden) Einmalgabe C 200 oder C 30 (maximal einmal pro Woche), um einer Entzündung des Bisses und einer Krankheitsübertragung vorzubeugen.

3. TEIL
MEDIKAMENTE UND NOSODEN

Kleine Materia Medica

Im Folgenden sind in alphabetischer Reihenfolge einige homöopathische Medikamente aufgeführt, die in diesem Buch häufiger erwähnt werden und die deshalb öfter voneinander unterschieden werden müssen.

Dabei finden Sie nach einer allgemeinen Charakterisierung des Mittels die wichtigen **Modalitäten**. Das sind die Bedingungen, unter denen es dem Kranken schlechter bzw. besser geht. Also beispielsweise „schlechter durch die geringste Berührung" bei ***Arnica*** oder „besser durch festen Druck" bei ***Bryonia*** (z.B. bei einem verstauchten Knöchel).

Es ist nämlich ganz wichtig, dass die Modalitäten des Mittels, das wir verordnen möchten, möglichst gut mit den Modalitäten beim Patienten übereinstimmen. Zumindest sollten sie ihnen nicht völlig widersprechen. So wäre es z.B. falsch, ***Arnica*** bei einem Patienten zu verordnen, dessen Beschwerden „durch Druck besser" werden, da würde man eben eher an Bryonia denken.

Nach den Modalitäten kommt noch eine Auflistung der in diesem Buch beschriebenen Krankheiten, bei denen das betreffende Mittel ein Heilmittel sein kann. So bekommen Sie ein Gefühl für die Wirkungsbereiche des Mittels.

Aconitum napellus

Der Sturmhut, auch blauer Eisenhut genannt (***Aconitum napellus***), führt zu Zuständen von Angst, Unruhe und Schreckhaftigkeit. Bei Krankheitsbildern, die mit ***Aconitum*** behandelt werden können, sind oftmals diese Angst der Patienten und die allgemeine Unruhe deutlich zu sehen. Alle Beschwerden treten plötzlich und heftig ein. Die Beschwerden werden oft durch trockenes, kaltes Wetter oder durch kalte Zugluft hervorgerufen. Auch sehr heißes Wetter kann auslösend für Beschwerden sein, die mit ***Aconitum*** gut behandelt werden können. Es besteht häufig Durst. Heiserer, trockener Husten. Lichtscheu.

Das Zustandsbild des Kranken wird	
schlechter	durch Schreck, Schock, gegen Abend, Mitternacht, durch trockene Kälte, in Seitenlage, durch Reden, durch laute Geräusche; im warmen Raum
besser	in der Ruhe, durch frische Luft, nach einem Schweißausbruch

Erkrankungen, die mit *Aconitum* gut behandelt werden können:
Ängste; Augenoperationen; Augenverätzungen; Blasenentzündung; Beginn von Erkältungen; nach erster Gallenkolik; Schmerzen mit Angst unter der Geburt; Geburtsvorbereitung; Herzinfarkt Anfangsstadium; Hitzefolgen; Impfreaktion; akute fieberhafte Infekte; Masern; Nasenbluten; Nierenkolik; Ohrenschmerzen; Pseudokrupp; Schlaganfall; Schlangenbisse; Schneeblindheit; Schock;

Die Honigbiene (*Apis mellifica)* hilft bei Schwellungen und Schmerzen, nicht nur im Bereich einer Stichstelle. Deshalb kann man mit dem homöopathischen *Apis* sehr gut Krankheitsbilder behandeln, bei denen Schwellungen verschiedenster Art mit stechenden oder brennenden Schmerzen vorhanden sind. Neigung zu Wasseransammlungen. Hitze und Berührungen sind unerträglich. Die entzündeten Teile sind manchmal feuerrot. Der Patient hat in der Regel keinen Durst. Er ist unruhig und reizbar. Beschwerden häufig auf der rechten Seite.

Das Zustandsbild des Kranken wird	
schlechter	durch Wärme, warme Getränke, Berührung, nachts, nach dem Schlaf
besser	durch Kälte, kalte Umschläge, frische Luft

Erkrankungen, die mit *Apis* gut behandelt werden können:
Allergische Reaktionen; Aszites; Augenentzündungen; Gelenkentzündungen; Gürtelrose; Hodenhochstand; Hydrothorax; Impffolgen; Insektenstiche; Mandelentzündungen; Mundentzündungen; Ohrenschmerzen; Röteln; Stichverletzung; Verbrennungen; Vergiftungen; Wunden

Arnica montana

Der Bergwohlverleih (***Arnica montana***) ist als pflanzliches Mittel schon lange zur Behandlung von Verletzungen bekannt. Auch als homöopathisches Mittel ist er gut wirksam vor Verletzungen (Operationen) und nach Verletzungen. Die Verletzungen können kleinerer oder größerer Art sein und können auch sehr lange zurückliegen. Die typische Verletzungsart, die durch *Arnica* gut beeinflusst wird, besteht darin, dass Kapillaren und Blutgefäße zerrissen sind, was ja nicht nur bei größeren Wunden, sondern auch bei Prellungen, Quetschungen und Zerrungen der Fall ist. Der typische Schmerzcharakter ist „wie zerschlagen". Die Liegefläche wird als zu hart empfunden. In den Gelenken besteht das Gefühl „wie verstaucht". Großes Schockmittel. Hauptmittel für die erste Hilfe.

Das Zustandsbild des Kranken wird	
schlechter	durch die geringste Berührung, Bewegung, Erschütterung
besser	durch Ruhe (Liegen, Ruhigstellung), Alleinsein, Wärme

Erkrankungen, die mit *Arnica* gut behandelt werden können:
Altersschwäche; Blutergüsse; Geburt, vor, bei und danach; Gehirnerschütterung; Gelenkschmerzen; Herzinfarkt; Rückenschmerzen; Impffolgen; akute fieberhafte Infekte; Insektenbisse; Nasenbluten; Operationen; Schlaganfall; Schleudertrauma; Schock; Steißbeinschmerzen; Überanstrengungen; Venenentzündung; Verbrennungen; Verletzungen aller Art; Verstauchungen; Zahnbehandlungen

Bei Arsen (***Arsenicum album***) sind oft Schwäche, Ängste und Reizbarkeit in allen Ausprägungen vorhanden, von leicht bis extrem schwer. Die Schmerzen sind häufig brennend. Viel Durst, wobei nur in relativ kleinen Schlucken getrunken werden kann. Erbrechen direkt nach dem Trinken. Wasseransammlungen (z.B. Beinödeme). Fortgeschrittene Entzündungen und Vergiftungen. Die Patienten sind oft sehr frostig.

Das Zustandsbild des Kranken wird	
schlechter	nach Mitternacht und mittags, durch kalte Anwendungen, Eis, kalte Getränke und Speisen
besser	durch warme und heiße Anwendungen, in Gesellschaft

Erkrankungen, die mit *Arsenicum album* gut behandelt werden können:
Ängste; Augenentzündungen und Bindehautgeschwüre; Chemotherapie-Nebenwirkungen; Gürtelrose; Magen-Darm-Verstimmungen; Mundentzündungen; Nahrungsmittelvergiftung; Schneeblindheit; Schnupfen; Schwangerschaftserbrechen; Beschwerden im Sterbeprozess; Verbrennungen; Vergiftungen

Belladonna

Die Tollkirsche (***Atropa belladonna***) ist ähnlich wie ***Aconitum*** ein Mittel hauptsächlich für sehr heftige und akute Zustände. Meist passt direkt beim Beginn des akuten Zustandes ***Aconitum*** besser, später hilft eher ***Belladonna***.

Es wird sich meistens um ein heftiges Krankheitsbild handeln, bei dem der Patient oder das erkrankte Organ immer heiß und rot sind. Hohes Fieber. Hellrote Blutungen. In Mund und Hals besteht ein Gefühl von Trockenheit. Es kann zu Zuckungen, Krämpfen und Halluzinationen kommen. Die Symptome treten in der Regel stark und plötzlich auf, manchmal blitzartig. Pulsierende Beschwerden. Periodische Beschwerden.

Das Zustandsbild des Kranken wird	
schlechter	durch Berührung, Geräusche, starkes Licht, Bewegung und Erschütterung
besser	durch Ruhe, Hochlagerung von Oberkörper und Kopf, Schwitzen, Augen öffnen oder schließen

Erkrankungen, die mit *Belladonna* gut behandelt werden können:
Abszess; Brustentzündung; Fieberkrämpfe; Gallenkolik; akute Gelenkentzündung; akute fieberhafte Infekte; Keuchhusten; Mandelentzündung; Masern; Mumps; Mundentzündungen; Nackenschmerzen; Nagelentzündung; Nierenkolik; Ohrenschmerzen; Periodenschmerzen; Röteln; Scharlach; Schluckauf; Sonnenstich; Stillbeschwerden; Venenentzündung; Verbrennungen

Bryonia alba

Charakteristisch sind bei Kranken, denen die Zaunrübe (*Bryonia alba*) hilft, die oft stechenden Schmerzen und die Besserung aller Schmerzen durch festen Druck. Es bestehen eine Trockenheit der Schleimhäute und starker Durst. Der Patient ist reizbar und schwach. Schmerzhafter Husten.

Das Zustandsbild des Kranken wird	
schlechter	durch Bewegung, Berührung, Ärger, Anstrengung und Hitze
besser	durch Liegen auf der schmerzhaften Seite und festen Druck

Erkrankungen, die mit *Bryonia* gut behandelt werden können:
Brustentzündung; Corona; Gelenkschmerzen; Husten; Infekte; Influenza; Masern; Rückenschmerzen; Stillbeschwerden; Unverträglichkeiten einzelner Speisen; Verstauchungen

Chamomilla

Besonders bei reizbaren, übellaunigen, durstigen und ruhelosen Kindern wirkt die echte Kamille (*Chamomilla*). Auch bei eigensinnigen, übellaunigen Erwachsenen. Es besteht eine große Überempfindlichkeit. Neigung zu Ohnmachten, Krämpfen und plötzlichen Schmerzen.

Das Zustandsbild des Kranken wird	
schlechter	bei Zahnung, durch Hitze, warme Getränke, Kaffee, Ärger, nachts, im Freien
besser	durch Umhertragen, kalte Anwendungen im Mund, warme Anwendungen bei sonstigen Beschwerden

Erkrankungen, die mit *Chamomilla* gut behandelt werden können:
Bauchschmerzen; Blähungskoliken der Säuglinge; Fieber; Fieberkrämpfe; akute fieberhafte Infekte; Magen-Darm-Verstimmungen; Ohrenschmerzen; Periodenschmerzen; Zahnschmerzen; Zahnung

Ferrum phosphoricum

Der Patient, dem Eisenphosphat (***Ferrum phosphoricum***) hilft, hat auch im Fieber keine auffällige Gesichtsfarbe. Das Gesicht wird leicht rot, aber auch leicht blass. Oft nach ***Belladonna*** und vor ***Gelsemium*** angezeigt. Nasenbluten oder andere Blutungen sind in der Regel hellrot.

Das Zustandsbild des Kranken wird	
schlechter	vor allem nachts, durch Berührung
besser	durch kalte Anwendungen

Erkrankungen, die mit *Ferrum phosphoricum* gut behandelt werden können:
Erkältungskrankheiten; akute fieberhafte Infekte; Masern; Nasenbluten; Ohrenschmerzen

Gelsemium sempervirens

Der wilde Jasmin (***Gelsemium***) ruft hervor und lindert Entkräftung, Schwindel, Zittern und Ermüdungsgefühl. Häufig herabhängende Lider, Schwindel, Benommenheit, Frostigkeit, wenig Durst.

Das Zustandsbild des Kranken wird	
schlechter	durch feuchtes Wetter, Aufregung, Prüfungen, Rauchen, Liegen
besser	durch frische Luft, Abdunkelung, nach reichlichem Wasserlassen Alkohol

Erkrankungen, die mit *Gelsemium* gut behandelt werden können:
Angst; Erkältungskrankheiten; Impffolgen; akute fieberhafte Infekte; Lampenfieber; Schwindel; Überanstrengung; Zahnarztangst

Ignatia amara

Die Ignatiusbohne (***Ignatia***) ist ein Mittel, das in diesem Buches vor allem im Rahmen einer ersten Kränkungs-, Kummer- oder Trauerbehandlung empfohlen wird. Wir vergleichen es mit ***Natrium muriaticum*** (s. dort) und ***Staphisagria*** (s. dort). Es gehört zu den Mitteln, die bei rechtzeitiger Gabe zu einer ersten Stabilisierung in schwierigen seelischen Lagen führen können. Häufig wird man aber trotz guter akuter Wirkung eine weitere professionelle Behandlung anstreben.

Patienten, die *Ignatia* brauchen, sind häufig frostig, nervös und wirken manchmal überempfindlich und instabil mit Neigung zu Überreaktionen. Häufig ist ein Kloßgefühl vor allem im Hals. Sie neigen zum Seufzen.

Das Zustandsbild des Kranken wird	
schlechter	durch Trost, Schreck, Angst, durch starke Gerüche, Kaffee, Tabak
besser	durch Wärme, Seufzen, Tanzen

Erkrankungen, die mit *Ignatia* gut behandelt werden können:
Ängste; Angst mit Weinkrämpfen; Flugangst; Angst bei Kindern; funktionelle Herzbeschwerden; Kummer; Kummer bei Kindern; Liebeskummer; Schulbeschwerden; Trauer; Unverträglichkeiten Nahrungsmittel

Kochsalz (***Natrium muriaticum***) ist ein Mittel, das in diesem Buch vor allem im Rahmen einer notfallmäßigen Kränkungs-, Kummer- oder Trauerbehandlung empfohlen wird. Wir vergleichen es mit ***Ignatia*** (s. dort) und ***Staphisagria*** (s. dort). Es gehört zu den Mitteln, die bei rechtzeitiger Gabe zu einer ersten Stabilisierung in schwierigen seelischen Lagen führen können. Häufig wird man aber trotz guter akuter Wirkung eine weitere professionelle Behandlung anstreben.

Menschen, die ***Natrium muriaticum*** brauchen, mögen keinen Trost. Sie sind häufig leicht kränkbar und nachtragend. Sie neigen zur Verschlossenheit. Ihnen ist leicht zu warm und sie haben häufig Durst. Neigung zu Hautausschlägen.

Das Zustandsbild des Kranken wird	
schlechter	durch Trost, Sonne, Sommer, Pubertät, durch Denken an vergangene Kränkungen, 10-11 Uhr, von Sonnenauf- bis Sonnenuntergang
besser	durch alles was kühlt, wenn alleine

Erkrankungen, die mit *Natrium muriaticum* gut behandelt werden können:
Entwicklungsstörungen; Erkältungskrankheiten; Geschmacksverlust; Herpes; Konzentrationsstörungen; Kopfschmerzen; Kummer; Liebeskummer; Lippenrisse; Milchschorf; Schulbeschwerden; Sonnenallergie; Trauer; Umknicken; Wechseljahrbeschwerden

Nux vomica

Die Brechnuss (*Nux vomica*) hilft besonders bei Störungen im Magen-Darm-Bereich. Erkrankungen, die durch schlechtes Vertragen von Nahrungs- und Genussmitteln, manchmal im Übermaß, hervorgerufen werden, reagieren oft gut auf *Nux vomica*.

Überhaupt sind schlechte Folgen von Medikamenten und einem stressigen, einseitigen, bewegungsarmen Leben durch *Nux vomica* zu lindern. Eine große Kälteempfindlichkeit und Reizbarkeit sind häufig in der Krankheit zu beobachten.

Das Zustandsbild des Kranken wird	
schlechter	früh morgens, in frischer Luft, bei Zugluft, durch Kaffee, Alkohol, Feiern, geistige Überanstrengung, Ärger, Gerüche, Geräusche, Überessen
besser	durch Ruhe, Ausscheidungen, Wärme

Erkrankungen, die mit *Nux vomica* gut behandelt werden können:
Bauchschmerzen; Blitzschlag; Chemotherapie Nebenwirkungen; Erbrechen; Geburtsstörungen; Gedächtnisschwäche; Geruchsverlust; Impfschaden; Konzentrationsstörungen; Operationsfolgen; Rückenschmerzen; Schlafstörungen; Schwangerschaftserbrechen; Schwindel; Unverträglichkeiten; Verhaltensstörungen; Verstopfung; Zahnschmerzen

Der gelbe Phosphor (***Phosphorus***), ist ein sehr wirksames Mittel. Es findet vor allem Verwendung bei Infektionen, und hier besonders bei denen der Atemwege. Außerdem sehr bewährt bei Blutungen, bei brennenden Beschwerden und bei Ängsten.

Kranke, die ***Phosphorus*** benötigen, haben häufig nachts Durst, sie verlangen nach Trost, der ihre Beschwerden lindern kann und sie haben oft viele Ängste, z.B. vor Krankheit, eingebildeten Dingen oder vor Gewitter.

Es kann auch von homöopathischen Laien sehr gut eingesetzt werden, allerdings sollten es nur Erfahrene über längere Zeit geben, da es sehr tief wirken kann und evtl. Nachfolgemittel benötigt.

Das Zustandsbild des Kranken wird	
schlechter	durch Liegen auf der linken Seite, durch starke Gerüche und Geräusche, durch Wetterwechsel, abends und morgens
besser	durch Essen, Schlaf, durch Trost

Erkrankungen, die mit *Phosphorus* gut behandelt werden können:
Ängste; Blitzschlag; Geruchsverlust; Geschmacksverlust; Heiserkeit; Herzbeschwerden; Husten; Magen-Darm-Verstimmungen; Nasenbluten; Schlafstörungen; Schwindel; Sterbeprozess; Stromschlag; Unverträglichkeiten; Zahnarztängste; Zahnbehandlungen

Pulsatilla nigricans

Die Küchenschelle (***Pulsatilla***) hilft häufig bei Kranken, die fast keinen Durst haben, denen schnell zu warm ist, die nicht gerne alleine sein wollen und für die Trost bei ihrer Krankheit hilfreich ist. Auch sieht man, besonders bei Kindern, eine große Ängstlichkeit und eine Neigung zum Weinen. Das Verlangen nach frischer Luft ist groß. Alles Warme kann die Beschwerden verschlechtern. ***Pulsatilla*** hilft besonders häufig in der Pubertät und in der Schwangerschaft.

Das Zustandsbild des Kranken wird	
schlechter	durch Wärme, fettiges oder eiskaltes Essen, durch schwere Speisen, im warmen Zimmer, bei Beginn einer Bewegung, vor der Periode
besser	durch Kälte, Kaltes und frische Luft, durch Trost, durch Weinen, bei fortgesetzter Bewegung (nachdem es bei Beginn der Bewegung schlechter geworden ist)

Erkrankungen, die mit *Pulsatilla* gut behandelt werden können:
Ängste; Augenbeschwerden; Geburtsschwierigkeiten; Gerstenkorn; Geruchsverlust; Geschmacksverlust; Herzbeschwerden; Masern; Periodenbeschwerden; Riss in der Mitte der Unterlippe; Schwangerschaftsbeschwerden; Unverträglichkeiten

Der Giftefeu (***Rhus toxicodendron***) hat deutliche Wirkungen auf die Haut, auf Gelenke, Sehnen und Sehnenscheiden. Die Beschwerden treten hauptsächlich nach Anstrengungen oder durch feuchte Kälte oder nach Durchnässung auf. Alle Beschwerden werden durch anhaltende Bewegung gebessert.

Das Zustandsbild des Kranken wird	
schlechter	im Schlaf, in der Ruhe, durch kaltes und feuchtes Wetter, durch Nasswerden, Zugluft und beginnende Bewegung
besser	bei warmem und trockenem Wetter, durch fortlaufende Bewegung, warme Anwendungen und Reiben, Liegen auf harter Unterlage

Erkrankungen, die mit *Rhus toxicodendron* gut behandelt werden können:
Afterfisteln; Afterfissuren; Erkältungskrankheiten; Gelenkbeschwerden; Gürtelrose; Impfreaktionen; Mumps; Nackenschmerzen, Nasenbluten; rheumatische Beschwerden; Rückenschmerzen; Scharlach; Überanstrengungen; Verbrennungen; Verstauchungen; Windpocken

Staphisagria

Rittersporn (***Staphisagria***) ist ein Mittel, das in diesem Buch vor allem im Rahmen einer ersten Kränkungs-, Kummer- oder Trauerbehandlung empfohlen wird. Wir vergleichen es mit ***Natrium muriaticum*** (s. dort) und ***Ignatia*** (s. dort). Es gehört zu den Mitteln, die bei rechtzeitiger Gabe zu einer ersten Stabilisierung in schwierigen seelischen Lagen führen können. Häufig wird man aber trotz guter akuter Wirkung eine weitere professionelle Behandlung anstreben.

Staphisagria ist auch das wichtigste Mittel, wenn Demütigungen zu Beschwerden führen. Es hilft die nach Kränkungen meist unterdrückte Wut zu lindern, weswegen es nur wenige Menschen gibt, denen ***Staphisagria*** im Lauf ihres Lebens nicht einmal hilfreich sein könnte.

Staphisagria wird auch „Freund des Chirurgen" genannt, weil es die Wundheilung und die Urinausscheidung nach Operationen aktiviert.

Das Zustandsbild des Kranken wird	
schlechter	durch Trost, Ärger, Streit, Berührung, zuviel Sexualität, durch Kälte, kalte Getränke
besser	durch Wärme, nach dem Frühstück

Erkrankungen, die mit *Stapisagria* gut behandelt werden können:
Augenbeschwerden; Blasenentzündung; Gerstenkorn; Kummer; Liebeskummer; Operationsfolgen; Wunden

Nosoden

Eine besondere Stellung in der homöopathischen Selbstbehandlung nehmen Nosoden ein. Eigentlich werden Nosoden wegen ihrer speziellen Eigenschaften und ihrer manchmal heftigen Wirkungen eher nicht zur regelmäßigen Verwendung durch Laien empfohlen. Andererseits kann ihr Einsatz oft sehr einfach nach dem Prinzip erfolgen: Ich gebe das Mittel, das die Krankheit insgesamt verursacht hat, in potenzierter Form zur Heilung dieser Krankheit. Das ist viel einfacher als das differenzierte Vorgehen nach den homöopathischen Prüfungssymptomen, wirkt allerdings auch häufiger nur kurz oder unvollständig heilend.

Was außerdem für eine Behandlung mit Nosoden (wo sie angezeigt sind) spricht, ist ihre meist relativ einfache Herstellungsweise. Damit sind Nosoden gute Hilfsmittel für Notzeiten.

Doch der Reihe nach.
Was versteht man überhaupt unter Nosoden?
Nosoden sind potenzierte Substanzen, die aus Krankheitsprodukten (z.B. Hustenauswurf bei Influenza oder Corona) hergestellt werden. Aus jeder krankheitsverursachenden Substanz, aber auch aus Gewebe und aus chemischen Substanzen kann man Nosoden herstellen. Ein typisches Beispiel hierfür sind Impfnosoden. Dabei wird der betreffende Impfstoff potenziert und z.B. als C 200 verabreicht.

In diesem Buch empfehle ich Nosoden bei bestimmten Krankheiten als Vorbeugung, aber auch zur Therapie. Folgende Einsatzgebiete der Nosoden werden Ihnen begegnen, wenn Sie sich mit der hier beschriebenen Selbstbehandlung von Krankheiten beschäftigen:

1. Weitaus am häufigsten empfehle ich die Gabe von Nosoden, wenn es sich um Krankheiten handelt, die als Folge einer anderen Krankheit eingetreten sind. Beispiele für solche Krankheiten sind z.B. die Beschwerden, die nach Kinderkrankheiten nicht vergehen. Oder Beschwerden nach Infektionskrankheiten wie z.B. Corona oder dem Pfeifferschen Drüsenfieber.

2. Nosoden finden auch häufig Verwendung, wenn längere Belastungen, auch durch medizinische Behandlungen, im Körper bestehen. Diese Belastungen können z.B. allergisierende Stoffe, Gifte, Impfungen oder Medikamente sein.

Nosoden werden auch bei Belastungen eingesetzt, die möglicherweise schon ererbt sind. Solche Nosoden sind z.B. die ***Carcinosinum***-Nosode bei Krebs in der Familie oder die ***Tuberculinum***-Nosode bei Tuberkulose in der Familie. Diese Art der Anwendung empfehle ich aber nicht zur Selbstbehandlung. Das gehört in die Hände eines erfahrenen Homöopathen.

Bei der Einnahme von Nosoden ist unbedingt zu beachten, dass sie – wenn überhaupt – nur selten wiederholt werden dürfen. Eine Langzeitbehandlung mit Nosoden sollten Sie grundsätzlich in professionelle Hände geben. Nosoden können nämlich bei zu häufiger und falscher Gabe auch selten einmal Nebenwirkungen haben, was bei den eigentlichen homöopathischen Mitteln praktisch ausgeschlossen ist.

Trotz des theoretischen Nebenwirkungsrisikos von Nosoden habe ich in diesem Buch Nosoden in einzelnen Fällen als kurzfristige Gabe empfohlen, weil sie in der von mir angegebenen Dosierung keine Nebenwirkungen haben und weil sie in einzelnen Fällen sehr segensreich wirken können.

Wenn Sie die Nosoden so anwenden, wie in diesem Buch beschrieben, werden Sie in vielen Fällen sanfte und sichere Hilfe erhalten.

Krankheitsnosoden

Weil sie so wichtig sind bei der Behandlung von Folgebeschwerden nach Infektionskrankheiten, habe ich in der nachfolgenden Tabelle nochmals die derzeit gängisten Viruserkrankungen und die dazugehörigen Krankheitsnosoden aufgelistet. Man nimmt die entsprechende Nosode, wenn man seit einer Virusinfektion nicht mehr richtig gesund geworden ist.

Wie üblich zunächst einmal drei Globuli in C 200 einnehmen. Dann folgt eine Beobachtungspause von einer Woche. Sollte keinerlei Besserung eintreten, kann die Nosode noch bis zu dreimal im wöchentlichen Abstand wiederholt werden. Wenn dann noch keine sichtbare Wirkung da ist, können erfahrene Homöopathen weiterhelfen.

Nicht mehr richtig gesund seit	
Corona (Virusvariante gleichgültig)	Influenzinum, Corona-Nosode
Frühsommer-Meningoenzephalitis	FSME-Nosode
Hepatitis B	Hepatitis B Nosode
Herpes Viren Infektion	Variolinum, Varizellen Nosode

Nicht mehr richtig gesund seit	
Influenza	Influenzinum
Masern	Morbillinum
Mononukleose (Pfeiffersches Drüsenfieber)	EBV-Nosode, Carcinosinum
Mumps	Parotidinum
Röteln	Rubeolae Nosode

Da das Thema der Behandlung mit Nosoden sehr wichtig ist, fasse ich die wesentlichen Punkte hier noch einmal zusammen:

- Nosoden nur in der vorgeschlagenen Form und Häufigkeit anwenden
- selten oder gar nicht wiederholen
- keine Nosode unterhalb der C 200 verwenden; Ausnahmen sind Eigenblutnosoden und andere selbst hergestellte Nosoden, letztere nicht unterhalb der C 12 (s. „Herstellung potenzierter Substanzen“)
- WICHTIG:
  Grundsätzlich dürfen Nosoden (außer Eigenblutnosoden) **nicht während einer akuten Erkrankung** eingenommen werden!

Herstellung potenzierter Substanzen

Leider sind z. Z. auch bei uns Katastrophen und schwierige Lagen vorstellbar, in denen Arzneimittel nicht mehr verfügbar sind. Dann kann es auch notwendig werden, sich selber potenzierte Substanzen herzustellen, auch weil z.B. die Apotheken nicht mehr funktionieren.

Als Beispiel für die Selbstherstellung von potenzierten Substanzen beschreibe ich hier die Herstellung der Eigenblutnosode, wie Sie sie auch im Internet unter „homöopathische Eigenblutbehandlung" finden können.

Dabei nimmt man einen Tropfen des eigenen Blutes und tut diesen z.B. in ein 10 ml Fläschchen. Dieses befüllt man dann ungefähr zu einem Drittel mit 30-prozentigem medizinischen Alkohol (es kann aber auch ein klarer Schnaps sein). Dann verschließt man das Fläschchen und schlägt es zehnmal kräftig auf dem Handballen auf. Danach entleert man das Fläschchen, wobei der in der Flasche zurückbleibende Flüssigkeitsfilm ungefähr der Menge eines Tropfens entspricht. Dann füllt man wieder ungefähr zu einem Drittel mit Alkohol/Schnaps oder auch bloß Wasser auf. Wieder erfolgt die zehnmalige Verschüttelung, das Entleeren der Flasche und das erneute Auffüllen auf ein Drittel.

Diesen Verdünnungs- und Verschüttelungsprozess kann man beliebig oft wiederholen. Nach siebenmaliger Wiederholung entsteht so ungefähr eine C7 Potenz („ungefähr", weil wir die Tropfen nicht abgezählt haben). Mit jedem Verdünnungs- und Verschüttelungsvorgang steigert sich die Potenz um eine Stufe. Spätestens ab der C12 ist rein rechnerisch kein Molekül der Ausgangssubstanz mehr in Ihrem Fläschchen zu finden.

In dem folgenden Schema ist die Herstellung der Eigenblutnosode noch einmal dargestellt:

Schema Eigenblut

Herstellung potenzierter Substanzen	
1 Tropfen Substanz (Eigenblut) in ein Fläschchen geben	
C 1	Fläschchen zu ca. einem Drittel mit Alkohol/ Schnaps befüllen und 10 x kräftig auf dem Handballen aufschlagen
Fläschchen leeren	
C 2	Fläschchen zu ca. einem Drittel befüllen (Alkohol/Schnaps **oder Wasser**) und 10 x kräftig auf dem Handballen aufschlagen
Fläschchen leeren	
C 3	Fläschchen zu ca. einem Drittel befüllen (Alkohol/Schnaps **oder Wasser**) und 10 x kräftig auf dem Handballen aufschlagen

Wenn Sie Glück haben, finden Sie in Ihrer Umgebung noch eine Apotheke, die diese Potenzierung für Sie durchführt.

Die berühmte Kinderärztin Dr. Hedwig Imhäuser empfahl z.B. zur Behandlung des Heuschnupfens die tägliche Einnahme von fünf Tropfen einer C 7-Eigenblutnosode. Nach sieben Tagen wird der Rest der Flüssigkeit aus dem Fläschchen ausgeleert und durch erneutes zweimaliges Auffüllen und Verschütteln die C9 hergestellt. Wieder Einnahme eine Woche, dann auf gleiche Weise Herstellung der C11. Einnahme eine Woche lang und der Heuschnupfen sollte zumindest bei Kindern Geschichte sein (s. Stichwort „Heuschnupfen").

Die Eigenblut-Anwendung verspricht auch bei anderen Allergien gute Erfolge.

Natürlich kann man statt Eigenblut auch jede andere lösliche Substanz auf die gleiche Weise potenzieren, also verdünnen und verschütteln. Selbst Substanzen mit Unverträglichkeitspotential können so zu unschädlichen Medikamenten werden, weil ab der C12 ja kein Molekül der Ausgangssubstanz mehr da ist.

Zur Zeit wird man diese Selbstherstellung zwar nicht brauchen, denn selbst Chemotherapeutika gibt es in potenzierter (= ungiftiger) Form zu kaufen, um damit Nebenwirkungen und Folgeschäden der Chemotherapien zu lindern (s. Stichwort „Chemotherapie"). Aber wie vorhin erwähnt wissen wir heute nicht, welche Zeiten noch auf uns zukommen.

Nach der Beschreibung der Herstellung der Eigenblutnosoden in diesem Kapitel wissen Sie nun auch, wie die Herstellung homöopathischer Mittel prinzipiell durchgeführt wird.

4. TEIL

MEINE APOTHEKE

Welche Mittel sollten Sie vorrätig haben?

In diesem Buch sind viele homöopathische Mittel empfohlen worden. Sie alle anzuschaffen und vorrätig zu haben, ist nicht nötig, da alle Medikamente über kompetente Apotheken oder im Internet schnell besorgt werden können. Allerdings gibt es akute Krankheiten, die so plötzlich auftreten und so ausgeprägt sind, dass man mit deren Behandlung nicht bis zum nächsten Tag warten sollte. Insofern lohnt es sich, einen kleinen Vorrat an Mitteln anzulegen. Besonders wenn Kinder im Haus sind, sollte man schnell reagieren können.

Im Folgenden habe ich Ihnen Vorschläge für kleine homöopathische Apotheken zusammengestellt, die nach meiner Erfahrung für verschiedene Personengruppen und verschiedene Situationen besonders geeignete Mittel umfassen. Besonders erfreulich ist in diesem Zusammenhang, dass alle Mittel praktisch unbegrenzt haltbar sind. Voraussetzung ist eine vernünftige Lagerung, d.h. wenn sie z.B. keiner prallen Sonne, nicht zu heiß, nicht zu feucht und nicht im Bereich von elektrischen und elektronischen Geräten aufbewahrt werden. Noch heute wirken Medikamente, die von Dr. Samuel Hahnemann, dem Begründer der Homöopathie, vor über 200 Jahren hergestellt worden sind.

Welche Potenzen sollten Sie vorrätig haben?

Ein homöopathisches Mittel wirkt, wenn es gut zu der Krankheit passt, in jeder Potenz. Deswegen kann und soll man im Notfall die Potenz* nehmen, die am schnellsten greifbar ist.

Niedrige Potenzen, d.h. unterhalb der D 12 oder C 12, können noch Teile der Ausgangssubstanz beinhalten und insofern rein theoretisch auch stoffliche Nebenwirkungen verursachen. Damit niedrige Potenzen anhaltend wirken, müssen sie auch häufig wiederholt werden. Das erhöht natürlich die Möglichkeit von Nebenwirkungen.

Wenn wir gleich mit C30 oder C200 behandeln, haben wir dieses Nebenwirkungsproblem nicht. D-Potenzen in dieser Höhe, also D30 und D200, gehen auch, sind aber manchmal etwas schwächer wirksam.

Grundsätzlich gilt: Je höher die Potenz ist, desto sanfter und nachhaltiger wirken die homöopathischen Mittel. Deswegen empfehle ich bei Neuanschaffung gleich die C200. Wer aber bereits C30 Potenzen hat oder sich mit der Behandlung mit niedrigeren Potenzen wohler fühlt, sollte diese benutzen. Das Wichtigste ist, dass das Mittel gut zur Krankheit passt, dann wirkt es auch.

Bei der Neuanschaffung einer Hausapotheke gilt es natürlich auch zu bedenken, dass C30-Potenzen weniger kosten als C200-Potenzen.

Manche Mittel sind schwierig zu bekommen. Was soll ich in diesem Fall machen?

Ich empfehle immer, sich eine Apotheke zu suchen, die sich mit homöopathischen Mitteln auskennt. In größeren Städten sind solche Apotheken leicht zu finden, in kleineren Orten muss man vielleicht in den Nachbarort fahren. Wenn Sie keine gute Apotheke finden, bietet sich der Kauf im Internet an. Am allerbesten ist es im Zweifel, eine Homöopathin oder einen Homöopathen zu fragen, welche Mittel man wo bekommen kann.

Die wichtigsten 32 Mittel, die in jedem Haushalt vorhanden sein sollten, finden Sie in dieser schon recht umfangreichen Großen Hausapotheke:

Große Hausapotheke nach Dr. Friedrich	
Aconitum napellus	Hepar sulphuris
Allium cepa	Hypericum perforatum
Apis mellifica	Ignatia amara
Arnica montana	Influenzinum
Arsenicum album	Ledum palustre
Belladonna	Magnesium phosphoricum
Bryonia alba	Mercurius solubilis
Cantharis	Myristica sebifera
Camphora	Natrium muriaticum
Chamomilla	Nux vomica
China	Phosphorus
Colocynthis	Pulsatilla nigricans
Eupatorium perfoliatum	Rhus toxicodendron
Euphrasia	Ruta graveolens
Ferrum phosphoricum	Silicea terra
Gelsemium sempervirens	Staphisagria

Kleine Hausapotheke

Hier habe ich Ihnen die 14 Mittel zusammengestellt, die erfahrungsgemäß sehr häufig akut benötigt werden. Einzig Influenzinum braucht man nicht akut. Dieses Mittel ist jedoch manchmal nicht ganz einfach zu besorgen, deswegen kann es sinnvoll sein, sich mit genügend Zeit schon einmal darum zu kümmern. Dass man es irgendwann brauchen wird, und wenn nur als Vorbeugungsmittel, ist ziemlich sicher.

Kleine Hausapotheke nach Dr. Friedrich	
Aconitum napellus	Cantharis
Apis mellifica	Eupatorium perfoliatum
Arnica montana	Hepar sulphuris
Arsenicum album	Ignatia amara
Belladonna	Influenzinum
Bryonia alba	Nux vomica
Camphora	Rhus toxicodendron

„Zusatzapotheken"

Wenn Sie viel auf Reisen oder sportlich sehr aktiv sind, oder Kinder oder alte Menschen in ihrer Umgebung haben, können weitere Mittel die „**Kleine Hausapotheke** nach Dr. Friedrich" sinnvoll ergänzen:

Ergänzung Kinder	
Barium carbonicum	Entwicklungsstörungen
Chamomilla	Zahnungsbeschwerden
Cocculus indicus	Reisekrankheit
Dioscorea villosa	Blähungskoliken
Ferrum phosphoricum	Fieber
Cuprum metallicum	Krämpfe
Ledum palustre	Insektenbisse
Sambucus nigra	Säuglingsschnupfen

Ergänzung Schwangerschaft / Geburt / Wochenbett	
Caulophyllum	Wehenstörungen
Cimicifuga racemosa	Wehenschwäche
Phytolacca decandra	Brustentzündung
Pulsatilla nigricans	Geburtsstörungen
Sepia	Schwangerschaftserbrechen

Ergänzung Reise	
Coca	Höhenkrankheit
Ledum palustre	Insektenbisse
Tabacum	Reisekrankheit
Okoubaka D 4 Tabletten	Magen-Darm-Verstimmungen

Ergänzung Sport	
Calendula	Wunden
Glonoinum	Sonnenstich
Ledum palustre	Insektenbisse
Ruta graveolens	Verstauchungen

Ergänzung ältere Menschen	
Barium carbonicum	Verwirrtheit
Conium maculatum	Schwindel, Altersbeschwerden
Cuprum aceticum D 6 Tropfen	Wadenkrämpfe
Helleborus niger	Gedächtnisstörungen, Verwirrungen
Senega	Altersbronchitis

Ergänzung Katastrophe	
Baptisia	Typhus
Botulinum	Nahrungsmittelvergiftung
Cuprum metallicum	Cholera
Diphterinum	Diphterie
Mercurius cyanatus	Diphterie
Opium	Schock
Pyrogenium	Typhus; septische Zustände
Radium bromatum	radioaktiver Fall-out
Veratrum album	Cholera

Sicher sind Sie auch schon mal gefragt worden, welche sechs Gegenstände Sie unbedingt im Handgepäck mit auf eine einsame Insel nehmen würden, auf der Sie ein Jahr lang ganz alleine leben müssten. Diese Frage kann helfen, das viele Unwichtige, das wir mit uns herumschleppen, zu erkennen. Ich würde mich natürlich auch fragen, auf welche homöopathischen Mittel ich keinesfalls verzichten möchte.
Diese sind: ***Aconitum, Apis, Arnica, Belladonna, Nux vomica, Phosphorus***

Das ist meine ganz persönliche Auswahl. Für welche Mittel Sie sich auch immer entscheiden, es macht Sinn, sich diese Mittel rechtzeitig zu besorgen und sie auf Lager zu haben.

5. TEIL
VERZEICHNISSE

Verzeichnis A-Z

Verzeichnis wichtiger Mittel

Verzeichnis wichtiger Stichwörter

Nachwort

Millionen Menschen vertrauen auf die sanfte, schnelle und nebenwirkungsfreie Behandlung mit Homöopathie. Auf eine Behandlungsmethode, die kaum Ressourcen verbraucht, fast unbegrenzt haltbar und extrem kostengünstig ist. Die in vielen Fällen sogar selber ohne Vorkenntnisse eingesetzt werden kann.

Dem gegenüber steht eine inzwischen zunehmend unbezahlbare Hochleistungsmedizin, die meist Nebenwirkungen hat und häufig, wie z.B. bei den meisten Virusinfektionen, keine Heilungsmöglichkeiten anbieten kann.

Noch funktioniert diese Hochleistungsmedizin u.a. auf Kosten engagierter Menschen im Gesundheitswesen. Für einige wenige Andere ist dieses Medizinsystem sogar zu einer wahren Goldgrube geworden.

Da ist es beschämend zu sehen, wie Interessensgruppen und viele Politikerinnen und Politiker derzeit versuchen, die Homöopathie zu vernichten. Aber die Homöopathie hat schon andere Krisen überlebt und ist gestärkt aus ihnen hervorgegangen.

So soll dieses Buch auch dazu beitragen, dass Menschen durch ihre Selbstbehandlung einen großen Teil des Schatzes homöopathischer Behandlungs- und Heilungsmöglichkeiten weitertragen in eine Zeit, in der eine menschengerechte Medizin wieder für Alle verfügbar ist.

Inzwischen erfreuen wir uns, weil wir uns selber homöopathisch (mit-)behandeln können, an dem Glück, das uns die sanfte homöopathische Behandlung und die schnelle Genesung bescheren. In vielen Krankheitsfällen können wir also mit der homöopathischen Behandlung selber beginnen. Jederzeit, jetzt!

Danksagung

Meinen Patienten und Patientinnen, Freundinnen und Freunden bin ich von Herzen dankbar für die Impulse und die Ermutigung, die ich für das Schreiben dieses Buches bekommen habe.

Besonders danke ich meiner Kollegin Christiane Poppe für die fachliche Unterstützung und Johanna Landherr und Ruth Schatz für die Anregungen und Korrekturen.

Ohne die Liebe und die Kenntnisse meiner Frau Eva Friedrich wäre dieses Buch weder entstanden, noch fertig geworden. Ich widme es ihr in großer Dankbarkeit

Literaturverzeichnis

C. v. Bönninghausen: Kleine medizinische Schriften
Arkana Verlag, 1984.

W. Boericke: Homöopathische Mittel und ihre Wirkungen
Verlag Grundlagen und Praxis, 1992.

U. Friedrich: Angst vor Corona?
Klar Verlag, 2021.

U. Friedrich: Long Covid – und jetzt?
Klar Verlag, 2021.

U. Friedrich: Corona-Impfung – und jetzt?
Klar Verlag, 2022.

C. Hering: Homöopathischer Hausarzt
E. Hauff Verlag, 1875.

H. Imhäuser: Homöopathie in der Kinderheilkunde
Haug Verlag, 1970.

J. T. Kent: Kents Repertorium
Haug Verlag 1988.

G. Köhler: Lehrbuch der Homöopathie Band 2
Hippokrates Verlag, 1986.

E. B. Nash: Leitsymptome in der homöopathischen Therapie
Haug Verlag, 1993.